DE

L'ANÉVRYSME DES OS

PAR

Le Dr C. PILLOT

Ancien interne en médecine et en chirurgie des hôpitaux de Paris,
Membre correspondant de la Société anatomique.

PARIS

A. PARENT, IMPRIMEUR DE LA FACULTÉ DE MÉDECINE

A. DAVY, successeur

52, RUE MADAME ET RUE MONSIEUR-LE-PRINCE, 14

1883

DE

L'ANÉVRYSME DES OS

DE

L'ANÉVRYSME DES OS

PAR

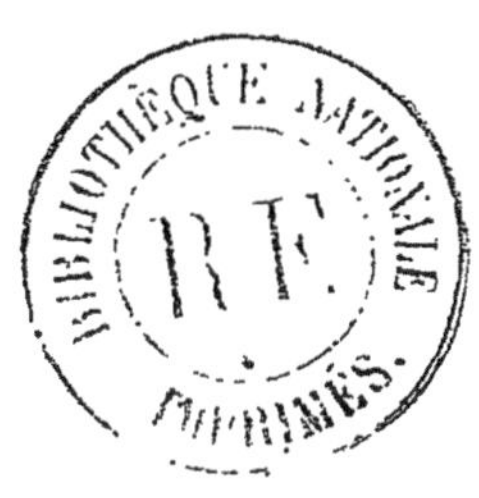

Le Dr C. PILLOT

Ancien interne en médecine et en chirurgie des hôpitaux de Paris,
Membre correspondant de la Société anatomique.

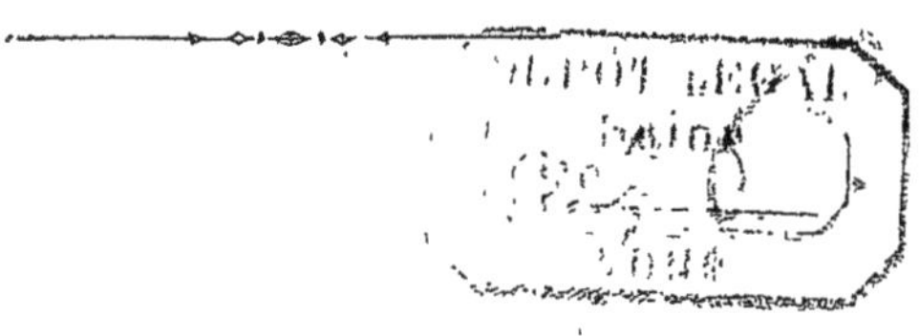

PARIS

A. PARENT, IMPRIMEUR DE LA FACULTÉ DE MÉDECINE
A. DAVY, successeur
52, RUE MADAME ET RUE MONSIEUR-LE-PRINCE, 14

—

1883

DE L'ANÉVRYSME DES OS

INTRODUCTION.

La question de l'anévrysme des os, vieille déjà de près d'un siècle, est encore aujourd'hui une des plus obscures de la pathologie. Des observations ont été publiées, des pièces anatomiques ont été présentées, des discussions ont eu lieu dans les Sociétés savantes, tous les auteurs classiques décrivent cette affection et pourtant elle est loin d'être bien connue.

Et d'abord, quand on parcourt tout ce qui a été écrit sur le sujet, on reconnaît que cette expression : *anévrysme des os*, a été comprise de façons très diverses et que ce défaut d'entente persiste encore aujourd'hui. Les uns que nous imiterons, désignent ainsi la tumeur sanguine simple ; les autres, la tumeur ou les tumeurs sanguines formées dans un tissu morbide, tel que cancer ou sarcomes ; d'autres encore, jouant pour ainsi dire avec les mots, refusent d'appeler anévrysme la tumeur sanguine simple et concluent en disant que l'anévrysme des os n'existe point.

De là résulte, comme on pouvait s'y attendre, la plus grande confusion touchant l'étiologie, l'anatomié pathologique, la pathogénie, les symptômes, le diagnostic et le traitement de l'affection. Il en résulte même des doutes sur son existence, malgré l'excellent mémoire du professeur Richet.

L'observation d'un nouveau cas, pendant notre internat dans le service de notre excellent maître, M. le Dr Théophyle Anger, à l'hôpital Cochin, jointe à cet état d'obscurité du sujet, nous a donné l'idée d'entreprendre ce travail, dans le but d'établir l'état actuel de la science sur ce point de la pathologie du tissu osseux.

Pour cela, nous avons réuni les cas certains d'anévrysmes qui ont été publiés, nous y avons ajouté les cas moins probants, mais qui paraissent cependant devoir rentrer dans cette catégorie et nous y avons joint une observation inédite, de toutes la plus concluante. Nous avons discuté ces observations, nous les avons classées et, avec elles, nous avons tracé le tableau de la maladie.

Nous n'ayons point la prétention de faire la lumière sur tous les points de la question qui va nous occuper. Nous reconnaissons volontiers que nous n'apportons point une foule d'éléments nouveaux, mais nous avons l'espoir de démontrer une fois de plus, après le professeur Richet, au beau travail duquel nous ferons de larges emprunts, que l'anévrysme des os est une réalité pathologique et mérite une place à lui dans le cadre nosologique.

Maintenant, nous prions notre excellent maître, M. le Dr Théophyle Anger, d'agréer l'expression de notre sincère gratitude pour la bienveillance qu'il nous a témoignée, en nous permettant de placer notre nom à côté du sien en tête d'une observation nouvelle.

Nous prions notre excellent ami, M. le Dr Ernest Gaucher, chef de clinique médicale, préparateur des travaux histologiques à la Faculté de médecine, d'accepter nos plus vifs remerciements pour l'obligeance avec laquelle il a mis à notre disposition ses talents de micrographe.

Nous remercions enfin notre excellent ami, le docteur M. Lannois, et notre excellent collègue et ami H. Hartmann pour le soin avec lequel ils nous ont fourni les documents anglais, ainsi que MM. les Drs Demongeot de Coufevron (de Langres) et Lagout (d'Aigueperse) pour l'empressement qu'ils ont mis à nous communiquer des renseignements qui nous intéressaient.

Que M. le professeur Verneuil, notre président de thèse, veuille bien agréer l'expression de notre sincère reconnaissance.

Recueillie par M. Th. Anger, chirurgien de l'hôpital Cochin
et C. Pillot, interne des Hôpitaux.

Tumeur anévrysmale de l'extrémité inférieure du fémur prise pour une collection purulente sous-périostique. — Incision. — Hémorrhagie abon-
dante. — Amputation consécutive. — Mort par embolie et thrombose
cardiaques.

Le nommé Bosset (Elie), âgé de 26 ans, terrassier, entre le 28 septembre 1882 à l'hôpital Cochin, dans le service de M. Th. Anger, où il
est couché, salle Saint-Jacques, lit n° 29. Ce malade a été l'objet de
deux communications de M. Th. Anger à la Société de chirurgie, la
première à la séance du 18 octobre et la seconde à celle du 3 novembre 1882.

Père mort à 59 ans, à la suite d'une diarrhée qui dura un an.

Mère encore vivante et jouissant d'une bonne santé.

Six enfants dans la famille; deux seulement vivent encore, les autres
sont morts jeunes.

Le malade marié et père de famille est de taille petite, d'une constitution faible.

Il exerce la profession de terrassier, se nourrit d'une façon médiocr ,
habite un logement sain et ne boit jamais.

A 12 ans, il a eu une attaque de rhumatisme généralisé qui l'a main-
tenu au lit pendant trois mois. Depuis lors, il a ressenti de temps à
autre quelques douleurs rhumatoïdes, mais il n'a pas eu de nouvelle
attaque.

Fièvre typhoïde à 17 ou 18 ans.

Pas de syphilis ni aucune autre maladie.

Le début de l'affection actuelle remonte à deux mois environ. Il a
été marqué par une sensation de gêne, de douleur faible au niveau du
creux du jarret droit survenue sans cause appréciable. Puis une légère
tuméfaction apparaît à l'extrémité interne et inférieure de la cuisse.
Celle-ci n'entrave beaucoup ni la station ni la marche; elle est seulement un peu douloureuse à la pression, si bien que le travail peut être
continué jusqu'aux deux ou trois jours qui précèdent l'entrée à l'hôpital. A ce moment, la douleur est encore faible pendant le repos, mais
elle est suffisante, pendant la marche, pour produire une claudication
prononcée.

L'état actuel est le suivant : le côté interne de l'extrémité inférieure de la cuisse est le siège d'une tumeur assez étendue, mais peu saillante, à surface lisse, faisant corps avec le fémur. Cette tumeur est rénitente, de consistance uniforme, donne la sensation d'une poche fortement distendue par un liquide et diminue graduellement d'épaisseur du centre à la périphérie où elle se fusionne avec le corps de l'os. Elle est légèrement fluctuante et la main ne perçoit aucune trace de pulsation.

La peau présente sa coloration, son épaisseur et sa mobilité normales.

La face antérieure du fémur, au-dessus de la rotule, est un peu bombée, comme s'il y avait là un certain degré d'épaississement du p é rioste.

L'exploration des faces externe et postérieure du membre n'indique rien de particulier ; mais l'extrémité inférieure du fémur, dans son ensemble, paraît un peu augmentée de volume.

L'interligne articulaire du genou n'est point douloureux à la pression ; les mouvements de la jointure sont libres ; seule une très faible quantité de liquide soulève légèrement la rotule.

Quant aux signes réactionnels dont la partie malade est le siège, ils se bornent à une sensation de douleur sourde et peu prononcée pendant le repos, exagérée par les mouvements et la pression.

Rien dans les autres organes.

On diagnostique une collection sous-périostique et l'existence de cette affection paraît si évidente, qu'il ne vient à personne l'idée d'ausculter la tumeur.

Traitement général par les toniques ; repos au lit.

Pendant les jours suivants, aucune modification ne se produit. L'ouverture de la poche est décidée et le 8 octobre, pendant le sommeil anesthésique, une incision longitudinale de 6 centimètres est faite avec le bistouri au niveau de la partie la plus saillante de la tumeur. Les diverses couches sont successivement incisées et tout à coup, au lieu de pus, un énorme flot de sang jaillit de la profondeur. Celui-ci a les caractères du sang veineux ; il est noir, s'échappe en un jet continu et sans saccades, comme si la poche qui le contient était soumise à une pression forte et continue. L'index introduit immédiatement dans l'ouverture, plutôt dans l'espoir de modérer l'écoulement que pour rechercher la lésion qui en est la cause, trouve la face postérieure du fémur dépourvue de son périoste, altérée, rugueuse, donnant la sensation du tissu spongieux.

La dénudation occupe la face postérieure de l'os dans toute sa largeur, s'arrête inférieurement à la base des condyles, et remonte assez haut pour qu'on ne puisse atteindre sa limite supérieure. Pendant qu'on cherche à en apprécier l'étendue, le sang continue à couler en abondance et l'on remarque que la pulpe du doigt étant appliquée sur la partie inférieure de la surface dénudée, l'écoulement diminue pour augmenter de nouveau lorsqu'on l'enlève.

En présence de ces symptômes, on pense immédiatement à un anévrysme des os.

La cavité est remplie de gaze trempée dans la liqueur de Piazza (eau, chlorure de sodium et perchlorure de fer) et de la compression ouatée est faite sur tout le membre.

Le jour même, le malade est averti que l'amputation peut devenir urgente d'un moment à l'autre. En même temps on se tient prêt à comprimer la fémorale, en cas de besoin.

Le soir, la température est de 38°,5, les souffrances sont faibles, le pansement est taché de sang, mais l'hémorrhagie paraît arrêtée. La nuit se passe assez bien.

Le jour suivant, le pansement est laissé en place; la température est de 38°,9 le matin, de 41°,2 le soir; la douleur toujours faible, et le malade très anémié.

Le surlendemain, le pansement est défait; les pièces qui le constituent sont remplies d'une assez grande quantité de sang, mais l'hémorrhagie est définitivement arrêtée.

La cavité est lavée à la solution phéniquée forte, deux drains sont placés debout dans son intérieur et un pansement phéniqué avec compression ouatée est appliqué ensuite. La température a été de 39°,8 le matin, de 40°,1 le soir.

Depuis lors le pansement est renouvelé tous les jours. Il s'écoule, chaque fois, d'abord du sang à peu près pur, puis un mélange de sang et de pus. L'appétit qui avait disparu revient un peu; quelques couleurs se montrent sur les joues; la température baisse graduellement et le 16, huit jours après l'ouverture du foyer, elle est normale.

1 gramme de sulfate de quinine a été administré dès les premiers jours, et toujours continué jusqu'ici. On le supprime alors, car il occasionne quelques bourdonnements d'oreilles.

Rien de particulier ne se produit les jours suivants. Les bourdonnements ont disparu; même soin; même état local et général; la température oscille de 37°,5 à 38°,5, lorsque, le 28, dans l'après-midi, le malade est pris d'un grand frisson qui dure une demi-heure. Le soir, le thermomètre monte à 40°,1. 50 centigrammes de sulfate de quinine.

Le 29. On constate que des gaz commencent à se former dans le foyer, mais la plaie ne répand pas de mauvaise odeur. Le corps de l'os a manifestement grossi depuis l'opération. La température est de 38°,5 à 39°,1.

Aucun nouveau frisson ne se produit dans la suite, mais la températuré prend la forme hèctique ; elle oscille de 38º,5 à 39º,5 le soir, et autour de 38º le matin.

Depuis longtemps déjà on insiste auprès du malade pour lui faire accepter l'amputation, mais il recule toujours devant cette extrémité. Le 1er novembre, subitement, dans l'après midi, pendant qu'il était en train de manger, il sent la tête lui tourner et tombe dans un état syncopal. Cet état dure une heure environ pendant laquelle il y a des alternatives de mieux et de pire. A chaque crise le cœur est animé de battements forts, précipités, irréguliers. Après cela tout rentre dans l'ordre, mais la température est, le soir, de 40º et le malade justement effrayé réclame l'amputation pour le lendemain. Les symptômes. qui viennent de se passer sont immédiatement mis sur le compte d'un caillot sanguin entraîné dans le cœur droit,

L'amputation est pratiquée le 4 novembre. Le chloroforme est administré, la bande d'Esmark appliquée, et la cuisse coupée un peu au-dessus de sa partie moyenne, au-dessus de la limite supérieure de la dénudation qu'on a délimitée à l'avance. Aucun accident ne se produit pendant l'opération, comme il était permis de le redouter. Un drain est placé à chaque commissure des lambeaux qui sont réunis par des points de suture et le moignon est enveloppé d'un pansement de Lister.

La journée est assez calme ; le malade boit et mange, mais il souffre un peu de son moignon et il a l'esprit hanté par l'idée d'une mort prochaine. Le soir, à 11 heures, il est pris des mêmes accidents que deux jours auparavant : palpitations énormes, alternatives de syncope et de réveil et finalement il meurt à 3 heures du matin.

L'autopsie permet de reconnaître les lésions suivantes : Le tissu cellulaire qui avoisine la veine fémorale, au niveau et au-dessus de la surface des lambeaux, est épaissi, un peu induré, adhérent à la paroi externe de la veine. Dans l'intérieur de celle-ci, au-dessus de la ligature, on trouve deux fragments de caillot fibrineux adhérents à sa paroi. Au niveau de l'arcade crurale s'est arrêté un caillot décoloré de 5 centimètres de long complètement libre dans la lumière du vaisseau.

Rien dans la portion abdominale de la veine cave inférieure.

Dans le cœur, un énorme caillot fibrineux remplit toute l'oreillette. droite, moulé sur sa paroi, se prolonge dans la terminaison de la veine-cave inférieure, se continue dans le ventricule qu'il remplit à son tour, puis dans l'artère pulmonaire et dans ses branches. Il présente dans son ensemble la forme d'un arbre avec une large base qui est le caillot auriculaire, un tronc et des branches. Sa longueur est de 25 centimètres au moins.

Dans le poumon, à la face externe du lobe inférieur droit, existe un.

infarctus de la grosseur d'un œuf de pigeon ; c'est le seul qui existe dans tout l'organe d'ailleurs absolument sain.

Rien dans le cerveau, le foie, les reins et la rate.

Examen de la pièce. — Il a été fait aussitôt après l'amputation. Un caillot sanguin d'une longueur de 5 à 6 centimètres est retiré de la veine fémorale. Deux injections différemment colorées poussées dans la veine et l'artère permettent de reconnaître qu'il n'existe aucune perforation de ces vaisseaux. Leurs parois sont un peu adhérentes au tissu cellulaire voisin.

La jointure est saine, et ne contient que quelques grammes d'un liquide citrin.

La partie postérieure du fémur présente une large surface dénudée, rugueuse, occupant toute la largeur de la face postérieure de l'os, mesurant une hauteur de 9 centimètres et s'arrêtant inférieurement à 2 centimètres de la base des condyles. Du pourtour de cette surface se détache une membrane fibreuse qui n'est autre chose que le périoste soulevé, un peu épaissi et présentant au côté interne la longue solution de continuité faite sur le vivant. La surface de l'os d'une part, le périoste de l'autre, forment les parois d'une vaste cavité avec nombreux caillots sanguins. Sur les limites de cette cavité se voit une couche assez épaisse de tissu compact de nouvelle formation.

Sur la face antérieure de l'os se trouve une seconde poche moins volumineuse que la première, remplie comme elle de nombreux caillots. Sa largeur est celle de la face antérieure du fémur, sa hauteur est de 4 cent. 1/2, et sa limite inférieure est à 3 centimètres au-dessus de la gorge de la poulie fémorale. Sa paroi superficielle est constituée par le périoste soulevé comme précédemment. Sa paroi profonde formée par la surface du fémur dénudée et rugueuse présente à sa partie inférieure une ouverture à peu près arrondie, du volume d'une lentille, faisant communiquer le foyer superficiel avec l'intérieur de l'os.

Sur les faces latérales, le périoste est resté adhérent à l'os à la surface duquel il a déposé du côté interne une épaisse couche de tissu osseux.

Par une coupe longitudinale antéro-postérieure, on trouve l'intérieur du fémur rempli de caillots sanguins plus ou moins altérés. Après avoir enlevé ceux-ci sur une moitié seulement, afin de conserver l'autre intacte, on reconnaît que le tissu spongieux est détruit sur une grande étendue. Il en résulte l'existence d'une cavité limitée en haut et en bas par du tissu spongieux et sur tout son pourtour par du tissu compact, mesurant une hauteur de 6 centimètres et terminée inférieurement à 5 centimètres de la partie la plus déclive de la surface articulaire. La face interne de cette cavité est parsemée d'aspérités nombreuses plus ou moins prononcées, dues à la destruction inégale du tissu spongieux, et circonscrivant un grand nombre d'anfractuosités remplies de concrétions sanguines. La paroi antérieure, considérablement amincie dans toute son étendue, est même perforée en un point et présente l'ouverture dont nous avons parlé tout à l'heure. La paroi postérieure, très amincie aussi, surtout à la partie inférieure, où elle possède une épaisseur insignifiante, présente plusieurs orifices de petite dimension par où a lieu la communication entre le foyer central et la poche postérieure. C'est grâce à cette disposition qu'on pouvait suspendre l'écoulement du sang par l'application du doigt.

Il existe, en résumé, trois collections sanguines, l'une profonde, intra-osseuse, communiquant avec deux autres superficielles, sous-périostiques, l'une antérieure, l'autre postérieure.

Le tissu spongieux de l'extrémité inférieure du fémur offre un état de rougeur, de vascularisation particulière. La même coloration n'existe point dans la partie qui avoisine la lésion en haut. Mais ici un petit abcès s'est formé dans le canal médullaire.

L'examen histologique de la pièce fraîche a été fait par notre excellent ami, le Dr Gaucher, et voici la note qu'il a eu l'obligeance de nous remettre à ce sujet :

« Les caillots sont formés exclusivement de fibrine, de quelques globules blancs et de nombreux globules rouges plus ou moins altérés, mais ils ne renferment aucun élément étranger, notamment pas de cellules à myéloplaxes.

« Le périoste est un peu épaissi, mais ses éléments constituants sont les mêmes qu'à l'état normal. Il n'existe, ni dans son épaisseur, ni à sa face profonde, aucun élément étranger, aucune cellule à myéloplaxes.

« La moelle osseuse subsistant au-dessus et au-dessous de l'épanchement sanguin, est formée surtout de tissu graisseux et renferme quelques corps fibro-plastiques et quelques médullocelles. On trouve dans les préparations quelques rares cellules à myéloplaxes ; encore sont-elles pourvues de leurs caractères normaux.

« L'os et les ostéophytes possèdent la structure du tissu osseux normal, sans aucune dégénérescence.

« En somme, l'affection dont il s'agit ne peut être confondue ni avec une tumeur cancéreuse, ni avec une tumeur sarcomateuse, quelle qu'elle soit, tumeur fibro-plastique, tumeur à myéloplaxes, etc..... Le foyer intra-osseux et les deux foyers sous-périostiques sont évidemment le résultat d'un épanchement sanguin avec résorption de la substance osseuse et présentent tous les caractères de l'anévrysme vrai des os. »

Observation II (professeur Richet) (résumé).

Tumeur vasculaire volumineuse développée dans la partie supérieure de
l'humérus. — Amputation. — Mort par infection purulente (1).

Bochet (Jean-Baptiste), 29 ans, tailleur, entre à l'hôpital Necker, le
16 juin 1846. C'est un homme d'un tempérament lymphatique, plutôt
maladif que robuste. Il n'accuse rien de particulier dans ses antécédents héréditaires et pathologiques, à part plusieurs abcès ostéopathi-
ques de la jambe gauche, à l'âge de 5 ans. Pas de maladies véné-
riennes.

Il y a trois ans et demi, il fut heurté par un individu portant un far-
deau. Le coup assez violent porta sur le moignon de l'épaule. A partir
de ce moment, cette région fut de temps en temps le siège de douleurs
assez prononcées. Il y a un mois environ, celles-ci devinrent plus fré-
quentes et plus vives, en même temps que l'épaule augmentait un peu
de volume. L'affection fut prise alors pour un rhumatisme articulaire
et traitée comme telle. Mais les souffrances augmentant et le volume de
l'épaule devenant plus considérable, le malade entre à l'hôpital.

On constate alors ce qui suit : la face est pâle, la peau a une teinte
terreuse, le pouls marque 92, l'appétit est conservé, le sommeil est assez bon, mais il est interrompu parfois par des douleurs lancinantes.
La jambe gauche présente plusieurs cicatrices adhérentes à l'os, et qui
sont les vestiges des abcès dont nous avons parlé. L'articulation fémoro-
tibiale correspondante est raide et ne se fléchit qu'avec difficulté. Depuis le moment où la tumeur de l'épaule est apparue, le sujet a seulement *perdu ses couleurs* et la tuméfaction s'est accrue surtout depuis
quinze ou vingt jours, à la suite d'une chute.

Actuellement, le moignon de l'épaule possède le volume de la racine
de la cuisse et l'apparence des *manches dites à gigots*. L'épaule est un
peu portée en arrière, le bras, l'avant-bras et surtout la main sont
œdématiés ; impossible de soulever le bras.

La peau est brunâtre, finement vascularisée, relativement un peu
chaude.

La tumeur a la forme d'un ovoïde coupé horizontalement par le milieu et paraît limitée par l'insertion deltoïdienne. Le creux axillaire est
effacé et le paquet vasculo-nerveux comprimé. En certains points, on
perçoit une sorte de crépitation semblable à celle produite par la bri-
sure d'une coquille d'œuf ou d'une lamelle osseuse. Partout ailleurs,
la masse est molle, fluctuante, donne la sensation d'un tremblottement

(1) Archives générales de médecine, Paris, décembre 1864.

gélatineux. Par des mouvements imprimés à l'humérus, on constate que cet os est atteint d'une solution de continuité au niveau de l'insertion deltoïdienne. L'omoplate et la clavicule sont libres. Pas le moindre battement, mais il existe en deux points, en avant et en arrière, un bruit de souffle assez prononcé.

M. Richet porte le diagnostic suivant : tumeur fongueuse sanguine, de nature probablement cancéreuse, ayant son point de départ dans la partie supérieure de l'humérus. La désarticulation de l'épaule est décidée et pratiquée le 24 juin. Après une série d'accidents, entre autres des hémorrhagies répétées par la plaie, qui nécessitent la ligature consécutive de la sous-clavière, le malade meurt d'infection purulente le 26 juillet. « Examen de la pièce pathologique de l'épaule fait peu d'heures après l'opération. Pendant l'opération, la partie la plus élevée de la tumeur qui s'enfonçait sous le grand pectoral a été entamée par le couteau, ce qui rend plus difficile l'injection que je me propose de faire dans le système artériel. Néanmoins, après avoir poussé par la radiale une injection d'eau tiède pour préparer les voies à l'injection solidifiante, et aussi pour reconnaître et lier toutes les artères périphériques qui ont été ouvertes pendant l'opération, et par lesquelles aurait fui l'injection, j'injecte par la partie inférieure de cette même artère radiale, une matière très pénétrante et colorée en rouge. Étonné de ne voir ni les gros vaisseaux se remplir, ni l'injection se perdre à l'extérieur, j'entame la poche et je m'aperçois que la cavité est remplie par la matière colorante. Je charge alors un aide de pousser lui-même l'injection afin de pouvoir rechercher par où se produit la fuite, et je vois, non sans étonnement, que ce n'est point par un point limité que se perd le liquide, mais par toute la surface interne de la poche dans laquelle il suinte, pour ainsi dire, par une multitude d'orifices, dont aucun cependant ne peut être nettement aperçu.

Comprenant alors l'inutilité de mes efforts pour obtenir un résultat plus satisfaisant, je plonge la pièce entière dans l'eau froide afin de coaguler entièrement le peu de matière solidifiante qui reste dans les vaisseaux, puis je procède à la dissection.

Le contenu de la tumeur s'était en partie échappé pendant l'opération par l'ouverture signalée précédemment et son volume avait beaucoup diminué. Néanmoins, il y restait encore une notable quantité de matière qu'elle renfermait et j'en pus recueillir 400 grammes environ. C'était une sorte de bouillie d'un brun qui ne tardait pas à tourner au rouge, dès qu'elle était exposée au contact de l'air, d'une consistance sirupeuse et mélangée de caillots. Aucun de ces caillots, qui étaient de véritables *caillots sanguins*, n'adhérait aux parois de la poche, tous étaient libres et flottants. Lorsqu'on les écrasait dans un linge ou qu'on es pressait entre les doigts, ils ne laissaient aucun résidu, c'était bien évidemment du sang, et rien que du sang. Il en était de même de la bouillie sanieuse au milieu de laquelle ils nageaient et qui n'était autre que du sang plus ou moins altéré dans sa composition. Cela était évident à l'œil nu; néanmoins, comme j'avais diagnostiqué une affection cancéreuse, je priai M. Lebert, auquel je fis voir la pièce, d'examiner au microscope cette matière contenue, mais il n'y découvrit autre chose que des globules sanguins plus ou moins altérés.

L'artère humérale accolée à la partie interne de la tumeur n'avait pas un calibre sensiblement supérieur à l'état normal, mais quelques-unes de ses branches, notamment l'humérale profonde, étaient plus développées. Les veines et les nerfs n'offraient rien qui mérite d'être noté.

La tumeur fut alors fendue dans toute sa hauteur par sa partie externe; partout ses parois étaient souples et sans induration, ce qui me surprit beaucoup, car je m'attendais à les trouver épaissies, mais surtout infiltrées de matières suspectes. Les recherches les plus minutieuses ne donnèrent que des résultats négatifs; les muscles qui recouvraient la tumeur étaient partout à l'état normal, particulièrement le deltoïde qni l'enveloppait dans les trois quarts de sa circonférence, ce que l'on peut voir encore aujourd'hui sur la pièce parfaitement conservée au musée Dupuytren, sous le nº 458, et dont j'ai fait faire un dessin qui en donne une très bonne idée.

Quant à l'humérus, il a disparu au niveau de la tumeur; il n'existe plus que dans son tiers inférieur. On verra bientôt que ce qui reste de sa partie supérieure est représenté par de minces plaques perdues dans les parois.

Mais c'est sur la surface interne de cette poche et sur sa structure que je désire attirer tout particulièrement l'attention.

Cette surface interne offre presque partout, excepté dans un point de sa circonférence, un aspect réticulé qui n'est point sans analogie avec celui que présente la surface interne des ventricules du cœur ou encore ces vessies hypertrophiées, dites *vessies à colonnes*, avec cette différence, toutefois, que les colonnes, ici, au lieu d'être formées par des fibres musculaires et d'avoir une certaine épaisseur, sont constituées par du tissu fibreux et sont presque toutes grêles et filiformes; quelques-unes, cependant, offrent une épaisseur un peu plus considérable; on dirait, pour me servir d'une comparaison qui donnera une bonne idée de cet aspect singulier, un écheveau de fil embrouillé, appliqué contre la paroi. Entre les mailles de ce réseau que je puis nommer inextricable sans m'exposer à être contredit, se trouvent des enfoncements, des vacuoles au fond desquelles se voient d'autres fibrilles interceptant elles-mêmes d'autres vacuoles plus petites, constituant comme un tissu caverneux à larges mailles. C'est dans le fond de ces nombreuses vacuoles que pleuvait la matière à injection où on la retrouve encore solidifiée et ayant pris la forme des petites loges dans lesquelles elle a été retenue, sans qu'ils soit possible de voir, soit à l'œil nu, soit à la loupe, l'ouverture des vaisseaux qui l'ont apportée.

L'épaisseur de cette couche réticulaire n'est d'ailleurs pas considérable et varie de deux à trois et rarement quatre millimètres; elle est unie aux tissus qui l'avoisinent, d'une manière intime dans certains points, assez lâchement dans d'autres. J'observe que là où elle est intimement unie, c'est où elle correspond à des fibres musculaires ou tendineuses; ainsi vers l'attache du deltoïde, elle se fusionne avec les fibres tendineuses; à la partie antérieure de la poche, on peut voir que le tendon de la longue portion du biceps glisse dans l'épaisseur de cette couche réticulaire et l'on aperçoit, à travers les mailles du réseau, les fibres resplendissantes de ce tendon. Ce dernier, d'ailleurs, joue librement dans cette sorte de gaine qui a remplacé la coulisse bicépitale ostéo-fibreuse.

A la partie supérieure, ce réseau est fixe, sur les bords du cartilage qui protégeait la tête humérale. Inférieurement, il se continue sans ligne de démarcation avec le périoste qui recouvre la partie inférieure de l'humérus restée saine.

Çà et là, au milieu de ce tissu, se trouvaient enchevêtrées des plaques osseuses plus ou moins amincies, dont la partie qui regarde la cavité est aréolaire, très irrégulière et creusée d'alvéoles plus ou moins profondes, tandis que celle qui confine à la périphérie offre une surface beaucoup plus lisse, quoique sillonnée de nombreux canalicules et sillons. Ce sont bien évidemment ces plaques qui, en se fracturant, lorsqu'on pressait sur la tumeur, donnaient lieu à cette sensation de crépitation ; c'est tout ce qui reste du corps de l'humérus au niveau de la poche.

L'injection a si peu réussi pour les raisons que j'ai dites précédemment, qu'on ne peut bien juger du degré de vascularisation de cette couche réticulaire; cependant, à ne prendre que ce que l'on observe en certains points, elle devait être considérable : ainsi, dans un endroit, particulièrement où existe encore une plaque osseuse assez épaisse, on voit à la surface externe de la membrane des artérioles qui s'y ramifient en très grand nombre.

Pour achever la description de cette membrane réticulée qui forme à la tumeur une enveloppe presque complète, je dirai qu'elle est interrompue en un point de sa circonférence, vers la partie interne, celle qui correspond au creux axillaire; il semble que là elle ait été déchirée ou détruite, car on voit à nu les fibres musculaires. »

Cette membrane est le périoste, comme le prouvent son apparence e sa structure, sa continuité avec le pourtour du cartilage articulaire et le

Pillot.

périoste du reste de l'humérus, la gaine qu'elle forme à la gouttière biceptale, la vascularisation de sa surface externe, sa différence absolue du tissu musculaire qui éloigne l'idée de sa formation par la couche profonde des muscles voisins.

« La portion de l'humérus restée saine, équivalente au tiers inférieur de cet os, n'offrait d'autre altération qu'une vascularistion plus développée; quelques sécrétions osseuses récentes se voient entre le tissu conjonctif et le périoste et les aréoles sont plus larges dans le canal médullaire. Un peu de liquide qui remplissait la poche avait pénétré dans le canal médullaire qui se trouvait pour ainsi dire béant.

Enfin, le cartilage qui recouvrait la tête humérale, retenu par les insertions réticulaires signalées précédemment, était encore lisse et poli du côté qui regardait la cavité glenoïde, sa surface avait retenu la mince lamelle de tissu compacte sur laquelle il était appliqué; il avait d'ailleurs conservé à peu de chose près sa résistance et sa coloration ordinaire. » :

OBSERVATION III (Parisot, de Nancy).

Résumé de l'analyse du professeur Richet.

Tumeur pulsatile de l'extrémité supérieure du tibia.— Amputation de la cuisse. Guérison.

Bernel (Catherine), âgée de 35 ans, entre le 12 mai 1862 à la clinique chirurgicale de l'hôpital de Saint-Charles de Nancy. Rien de particulier dans les antécédents héréditaires hygiéniques ou pathologiques. Début par douleurs vagues; six semaines après, gonflement; impossibilité de la marche; tumeur plus volumineuse que le poing, hémisphérique; intégrité de la tête du péroné et de l'articulation; consistance inégale, mais sans bosselure; expansion; retrait par compression de la poplitée; pas de souffle; peau saine, amincie et rosée vers le centre; jambe fortement fléchie, immobile; pas d'œdème; cuisse un peu émaciée; on diagnostique un anévrysme des os; l'amputation de la cuisse est pratiquée et la malade guérit.

Examen de la pièce. — Cavité ampullaire de l'extrémité supérieure du tibia; coque osseuse interrompue, mais doublée du périoste épaissi; intégrité des ligaments, des cartilages glénoïdiens, semilunaires, de la synoviale du genou. Le contenu de la tumeur est celui d'un anévrysme, à savoir: caillots sanguins fibrineux, stratifiés, qu'on peut déplisser comme les feuillets d'un livre. Au microscope, ni corps fusiformes, ni cellules à larges noyaux, ni plaques multi-nucléaires; mais cristaux d'hématine, globules déformés, quelques granulations graisseuses et moléculaires, lacis fibrillaire fibrineux; aucune altération

du système artériel voisin jusqu'à l'artère nourricière inclusivement;
aucune bride ou cloison dans la cavité; intégrité des muscles, de la
graisse, de la rotule, des condyles du fémur, du péroné et du tibia.

OBSERVATION IV (F. Moutet, de Montpellier) (résumé).

Anévrysme de la partie interne et supérieure du tibia gauche. — Extirpation.—
Accidents divers. — Mort par infection purulente (1).

La femme V..., 58 ans, d'un tempérament lymphatique, n'a rien de
particulier dans ses antécédents héréditaires. Elle est mère de trois enfants, a éprouvé de violents chagrins et a cessé de voir ses règles à
52 ans. Elle est d'une santé très faible, mais n'a jamais eu d'autres maladies qu'un phlegmon de la cuisse et des douleurs névralgiques.

Vers la fin de novembre 1866, douleurs très vives au niveau de l'extrémité supérieure du tibia gauche et de la malléole correspondante.
Plus de deux mois après, tuméfaction arrondie, molle, disparaissant
par la pression. La malade prétend même qu'elle y percevait certains
mouvements qu'elle caractérise d'une manière très vague. Elle consulta
alors un médecin qui constata l'existence d'une tumeur irréductible,
molle, fluctuante et non pulsatile, et qui pratiqua, quelque temps après,
une ponction avec une lancette très aiguë. Il s'échappa alors un jet de
sang rutilant qu'il eut grand peine à arrêter. Il appliqua ensuite un
cautère à la poudre de Vienne. Mais les douleurs continuèrent avec une
intensité remarquable, entraînèrent la perte de l'appétit, du sommeil,
etc., etc., et mirent la malade dans un état déplorable.

M. Moutet examina la malade le 4 mai 1867, et constata ce qui suit :
jambe gauche fléchie sur la cuisse et immobile; immédiatement au-dessous de la tubérosité interne du tibia, tumeur du volume du poing,
proéminant du côté externe, nettement circonscrite, arrondie, sans no-
dosité, ni induration; en haut et en dedans, un point saillant bleuâtre
est plus mou que le reste. La masse est molle, irréductible, non dépressible, presque indolente à la pression, confusément fluctuante, sans battements, ni mouvements d'expansion, ni bruit de souffle, fortement
adhérente à l'os. La peau de la région est saine, la jambe non œdéma-
tiée, mais la marche difficile. On porte le diagnostic de fongus hématode, autrement dit de tumeur cancéreuse avec développement de la partie vasculaire et l'extirpation est décidée. La tumeur, isolée par la
dissection jusqu'à sa base, est excisée avec le bistouri. Il en sort plusieurs caillots noirâtres et du sang rutilant. En même temps, quatre
jets de sang saccadés, assez faibles, viennent des parties profondes,

(1) Mémoires de médecine et de chirurgie, 3e série, p. 137-168. Paris, Asse-
lin, 1872.

c'est-à-dire du côté de l'os. Le doigt introduit à ce niveau franchit une ouverture à bords rugueux dont le diamètre transversal est de 5 centimètres, le vertical de 3, conduisant dans une cavité qui s'étend jusque dans le canal médullaire. Le tibia paraît avoir conservé sa texture normale, et le fond de la perte de substance tapissé par la matière médullaire, rougeâtre, molle, friable, est le siège de l'hémorrhagie, puisque le doigt appliqué en cet endroit fait disparaître et laisse reparaître à volonté l'écoulement. Les parties voisines de l'ouverture osseuse ne sont le siège que d'un suintement sanguinolent insignifiant. L'application de cinq ou six cautères cylindriques dans le canal médullaire arrête l'hémorrhagie, puis la cavité est remplie de charpie par dessus laquelle on fait un peu de compression.

« La tumeur, examinée avec soin, m'offrit les particularités suivantes : elle avait le volume d'une orange de moyenne grosseur. Le centre en était occupé par des caillots noirâtres mous et friables ; aucun débris de la moelle ne s'y trouvait mélangé. En dehors de ces caillots et les emprisonnant sous forme de couche continue, existait une substance d'un blanc jaunâtre, légèrement teinte en rose autour des caillots du centre. Cette substance, comme stratifiée, était épaisse de 1 à 2 centimètres, suivant les points ; elle était résistante, élastique, s'écrasait sous une forte pression ou se déchirait par un effort de traction. Sur certains points, elle était grisâtre, friable, comme granuleuse. En somme, elle me représentait absolument cette couche périphérique des tumeurs anévrysmales si caractéristique et si facile à reconnaître. En dehors, elle était enveloppée par une membrane d'aspect nacré, peu vascularisée à sa face externe et qui, en bas, était doublée par l'expansion supérieure de la patte d'oie. La face interne de cette membrane était configurée d'une manière remarquable. Elle était comme creusée d'une foule de petites dépressions séparées par des reliefs très prononcés, qui lui donnaient l'aspect de la face interne des ventricules du cœur, moins les colonnes charnues que M. Cruveilher désigne sous le nom de colonnes charnues de la 1re et de la 2e espèce. Quelque attention que j'y ai portée, je n'ai pu découvrir, au fond de ces vacuoles, la moindre perforation ; elles étaient en forme de cul-de-sac. De cette face interne immédiatement en contact avec la matière blanche et stratifiée précédemment décrite, ne partait aucun prolongement et la cavité qu'elle circonscrivait se trouvait ainsi unique et régulière. Son épaisseur ne comprenait aussi aucun autre élément que du tissu fibreux, même au point où elle s'attachait à l'ouverture osseuse qui a été signalée plus haut ».

La malade mourut huit jours après avec des symptômes adynamiques. La famille refusa formellement de laisser pratiquer l'autopsie.

OBSERVATION V (Bickersteth).

Tumeur anévrysmale en connexion avec l'extrémité inférieure du tibia (1).

En mars 1866, J.-J., âgé de 11 ans, reçut un coup sur l'extrémité inférieure du tibia droit. La jambe fut enflée et douloureuse pendant quelques jours au point frappé, et l'enfant . présenta un peu de boîterie,
mais ces accidents disparurent peu à peu.

Au mois d'août de la même année, il marcha beaucoup dans les mon-
tagnes et reçut accidentellement un coup presque exactement au point
où il avait été déjà frappé, six mois auparavant. Le membre resta alors
enflé d'une façon permanente ; l'enfant, bien qu'il fût un peu boîteux,
pouvait cependant marcher facilement. Santé générale excellente ; il
mangeait et buvait bien.

En novembre de la même année, il fut amené à M. Bickersteth, qui
constata un gonflement évident du tibia à un pouce et demi au-dessus
de l'articulation tibio-tarsienne. Ce gonflement était bien défini, limité
à la région de l'os, ferme au toucher, à surface sans bosselures. Pas de
douleur à la pression ; la peau n'est pas adhérente et les veines superficielles ne sont pas dilatées. L'auteur crut à une périostite, avis qui fut
partagé par MM. Syme et Paget.

La tumeur resta stationnaire pendant plusieurs mois. L'année suivante, la compression de la tumeur fut faite d'une façon irrégulière ;
l'enfant ne marchait qu'avec des béquilles et ne posait pas le pied par
terre. A son retour à Liverpool (septembre 1867), le gonflement avait
nettement augmenté, surtout à la partie postéro-interne du tibia, où il
était à demi-élastique et ressemblait à un abcès.

En novembre, pour la première fois, on éprouva sur la partie la plus
.élastique de la tumeur une sensation de crépitation et l'enfant se plai-
gnit de douleurs pendant l'examen. Pas de bruit perceptible au stéthoscope.

Les avis des chirurgiens consultés étaient différents. M. Syme pensait
à un abcès du tibia, avec une réserve sur la possibilité d'une tumeur
maligne. MM. Paget et Erichsen, pensaient la tumeur maligne. Enfin,
Sir W. Fergusson émit l'idée d'un anévrysme de l'os et conseilla de lier
l'artère tibiale postérieure. Tous cependant étant d'avis de faire une
incision exploratrice et de recourir à l'amputation, s'il était nécessaire.

7 décembre. Le malade, dont la santé générale était toujours excel-

(1) Bickersteth. Anevrysmal tumour connected with the lower end of the
tibia. Trans. of the Pathol. soc., 1868, p. 349.

lente, bien qu'il fût très gras et trop grand pour son âge, fut chloroformé. Un tourniquet fut appliqué sur l'artère fémorale et la tumeur largement incisée. Un flot de sang s'en échappa. Le doigt ayant été introduit dans la plaie, la substance de la tumeur fut trouvée molle, friable et donnant la sensation d'une tumeur encéphaloïde. A la vue, l'apparence était celle des corps caverneux du pénis. La tumeur ayant une apparence aussi maligne, la jambe fut amputée immédiatement au-dessus du genou. L'enfant guérit très bien avec un excellent moignon.

A la dissection, on trouva que la tumeur consistait essentiellement en une expansion de la partie inférieure du tibia (notamment à la partie postérieure), qui présentait l'aspect d'une tumeur vasculaire ou anévrysmale. Lorsqu'on presse à la partie antérieure du tibia où il ne reste qu'une mince écaille osseuse, on le fait s'enfoncer et craquer sous le doigt. En arrière, on trouve une large tumeur ovale d'environ 5 pouces sur 3 de large, qui s'étend à la partie postérieure aussi bien que dans l'espace inter-osseux. Elle recouvre le péroné sans avoir de connexion avec lui. Elle présente une paroi propre qui, en certains points, est renforcée par les muscles postérieurs de la jambe. Les tendons du tibial postérieur et du long fléchisseur des orteils la partagent en deux parties par un canal qu'ils se sont creusé à sa surface. A l'intérieur, on trouve une vaste cavité de forme irrégulière, creusée aux dépens de la partie inférieure du tibia. Elle forme un sac avec des bandes fibreuses innombrables qui se croisent dans tous les sens. Les mailles du réseau ainsi formé sont remplies de caillots sanguins qui prouvent que la tumeur était de nature anévrysmale. Les tractus fibreux proviennent surtout du périoste, ainsi que les parois de la tumeur. La moitié externe semble être formée de deux sacs dont le supérieur semble une expansion de l'inférieur. En ouvrant le sac supérieur, on constate qu'il est rempli par un caillot sanguin et qu'il a presque partout une paroi lisse sans bandelettes fibreuses. Toutes les parties de la tumeur communiquent les unes avec les autres.

Il semble que l'affection a débuté par creuser le tibia et a ainsi formé une cavité qui s'est étendue en avant jusqu'à ce qu'il ne restât plus qu'une mince lamelle osseuse, tandis qu'en arrière elle s'étendait librement. Le périoste épaissi a cédé devant le sang qui remplissait l'extrémité du tibia, mais les tendons du tibial postérieur et du long fléchisseur ont opposé plus de résistance. Quant aux vaisseaux et aux nerfs, ils étaient repoussés à la partie externe de la tumeur.

MM. William Adams et Thomas Bryant, au nom du comité chargé d'examiner la pièce, disent: « Nous sommes entièrement d'accord avec l'auteur, dans la description de cette pièce, et nous la considérons comme un exemple remarquable d'anévrysme ayant commencé dans l'extrémité inférieure du tibia, ayant distendu l'os et s'étant étendu en

arrière entre les muscles et les parties molles qui recouvrent le tibia.»
La pièce est conservée au musée de l'école de médecine de Liverpool.

OBSERVATION VI (Scarpa).

(Résumé de l'analyse du professeur Richet.

Tumeur pulsatile de la crête du tibia. — Amputation. — Récidive. — Mort.

Homme de 24 ans, reçoit un coup de corne de bœuf sur la crête du
tibia gauche ; peu après, tuméfaction qui disparaît en quelques jours.
Trois ans après, tumeur pulsatile, indolente, croissant graduellement
jusqu'à atteindre le volume des deux poings.

Sept ans après le traumatisme, tumeur pulsatile, tuméfaction du
membre. Scarpa pense à une rupture de la tibiale antérieure ayant détruit l'os par absorption. Plus tard, amputation par Morigi.

Examen de la pièce par Scarpa. — Intégrité des deux tibiales et de
l'interosseuse ; sac anévrysmal couvert de vaisseaux artériels beaucoup
plus volumineux que les vaisseaux ordinaires du tissu cellulaire et du
périoste ; dans l'intérieur, caillots couenneux ; épaisseur du sac de 3 à 6
lignes ; sac formé par périoste épaissi et tissu cellulaire voisin plus
consistant ; épiphyse séparée ; après nettoiement, on voit une quantité
prodigieuse d'orifices artériels s'ouvrant dans la cavité du sac.

Cinq ans après, récidive dans le moignon, tuméfaction, battements,
crépitation jusqu'à la hanche ; mort après quelques mois. Scarpa examina de nouveau la pièce injectée et y constata l'existence de tous les
caractères de la première. La lésion s'étendait jusqu'à l'origine du col et
commençait même à l'envahir. (Ces deux pièces sont déposées au musée
de Pavie.)

OBSERVATION VII (John Pearson).

Résumé de l'analyse du professeur Richet.

Histoire d'une maladie de la tête du tibia accompagnée d'un exposé de lésion
remarquables qui furent trouvées à la dissection d'un membre.

Jean Mallet, âgé de 68 ans, ressent une vive douleur au genou gauche en marchant, en décembre 1784, disparition par repos et compresses
vinaigrées. Quinze jours plus tard, nouvelles douleurs à la suite d'un
effort. Apparition d'une petite tumeur circonscrite au-dessous et sur
le côté de la rotule. Admission en mars 1785, dans la divison de M. Wat-
son, à l'hôpital de Westminster ; on diagnostique un anévrysme d'une
des branches de la poplitée. Diminution de la tumeur par le repos, et
sortie de l'hôpital.

Le malade fut observé ensuite par Scarpa. Alors tumeur bilobée au côté interne de la rotule, téguments sains, dilatation des veines cutanées, pulsations, œdème de la jambe, douleur continue. On diagnostique un arévrysme de la tibiale antérieure et on a recours à l'amputation.

Examen de la pièce. — Augmentation de volume considérable des veines cutanées; gros vaisseaux normaux; sac contenant une matière fétide, du sang coagulé et de la matière à injection : destruction de la partie supérieure du tibia et cavité pouvant contenir une demi-pinte de liquide ; parois antérieure et postérieure de l'os remplacées par un sac épaissi, tapissé à sa face interne par une matière semblable à celle de la tumeur ; ce sac n'est autre chose que le périoste ; ailleurs, la table interne de l'os était mince et transparente : intégrité de l'articulation et des parties voisines; plusieurs artères s'ouvraient dans la tumeur ; celle-ci communiquait d'ailleurs avec les gros vaisseaux du jarret, comme l'indiqua son affaissement et l'ecoulement abondant de sang par l'extrémité inférieure des gros vaisseaux poplités, après leur section.

OBSERVATION VIII (Demongeot de Coufevron), (résumé).

Anévrysme du radius. — Ligature de l'humérale. — Guérison (1).

Mme Henry, 24 ans, mère et nourrice d'un enfant de 13 mois, consulte en septembre 1849. Elle est bien portante, un peu lymphatique, n'a jamais fait de maladie grave, ne connaît dans sa famille aucune diathèse goutteuse, scrofuleuse ou cancéreuse, et n'a jamais eu la syphilis. Son enfant est d'ailleurs bien portant. Elle ne se rappelle pas avoir subi le moindre traumatisme. Elle remarque seulement qu'à la suite d'un refroidissement en lavant à la fontaine, elle éprouva une douleur sourde dans l'avant-bras au niveau du point où appuyait l'anse en fer du seau qu'elle portait.

Cette douleur persiste seule pendant deux mois, après quoi, apparait une légère tuméfaction, ce qui n'empêche point la malade de vaquer, pendant 2 mois encore, aux travaux des champs. Les manœuvres et les topiques employés n'eurent aucune influence.

Le milieu de l'avant-bras gauche était le siège d'une tumeur arrondie, volumineuse, peu sensible à la pression, faisant corps avec le radius, dure, osseuse, un peu molle dans un point seulement et sans fluctuation. Le périoste semblait gonflé et épaissi, la peau était rosée dans quelques points. On pensa à une ostéite lente devant aboutir à suppuration et on conseilla les topiques et l'usage de l'iodure de potassium à l'intérieur. Mais la tumeur continua à croître et, au commencement de

(1) Thèse de Doctorat. Paris, 1867.

novembre, elle avait doublé de volume ; elle mesurait au niveau de son centre 37 centimètres de circonférence. Elle était irrégulière, anfractueuse, sans qu'il y eut discontinuité dans la coque osseuse qui en constituait la paroi. On percevait par places la sensation de craquement d'un fort parchemin sec s'affaissant et se redressant. Ailleurs, la consistance était osseuse. Le cubitus à moitié enveloppé était logé dans une rainure profonde. Les mouvements de pronation n'étaient que gênés. La peau était toujours saine, mais rosée. On ne sentait pas le moindre battement et l'application du stéthoscope ne révélait qu'un bruissement trop obscur ou trop confus pour qu'on pût le rapporter à la circulation du sang dans la tumeur. Alors une ponction exploratrice donna issue à 100 grammes de sang fluide, rutilant, vermeil, sortant sous forme d'un jet faible. La main qui tenait la canule sentait manifestement les impulsions isochromes aux battements du pouls. La canule retirée, l'écoulement s'arrêta de lui-même, mais l'orifice s'étant ouvert spontanément, le lendemain, l'écoulement recommença et la compression fut nécessaire pour le faire cesser, puis la plaie se cicatrisa. On reconnut alors qu'il s'agissait d'un anévrysme et la ligature de l'artère humérale fut décidée. (Elle fut pratiquée au pli du bras, le 6 décembre, et la plaie fut pansée simplement. La tumeur ne s'affaissa point puisqu'elle était osseuse, mais les battements disparurent dans les artères radiale et cubitale. Le lendemain, on plongea dans la tumeur un trocart à hydrocèle pour extraire le sang fluide et faciliter ainsi le travail de résorption. Il sortit 60 à 80 grammes de sang plus séreux et moins rouge que le premier. Le douzième jour après l'opération, le fil de la ligature tomba et la plaie fut promptement fermée. Alors la tumeur commença à diminuer de volume à perdre de 1 à 2 centimètres tous les huit jours et, dès la fin de décembre, son affaissement était remarquable.

Au mois de mai suivant, la femme Henry se servait parfaitement de son bras. La tumeur, dans son plus grand diamètre, avait une circonférence de 29 centimètres; elle avait donc perdu huit centimètres. Tout récemment la malade a été revue, la circonférence de la tumeur n'est plus que de 24 centimètres et sa longueur de 11 centimètres. Elle est très dure, comme éburnée ; la peau de la région est maculée et parsemée de vergétures. Il y a une différence de 1 centimètre en moins pour l'avant-bras malade. Il paraît donc y avoir eu un retrait suivant la longueur. Les mouvements du bras et de la main sont aussi faciles que pour l'autre membre. La femme Henry se livre comme autrefois aux travaux du ménage et des champs et son bras gauche est aussi valide que le droit.

Le 29 mai 1883, l'auteur de l'observation nous donne les renseignements suivants : « La malade dont l'observation fait le sujet de la thèse de mon fils, existe toujours plein de vie et de santé. La tumeur qu'elle portait à l'avant-bras était guérie depuis dix-sept ans, quand cette observation fut publiée (1867). Je n'ai point perdu de vue la malade depuis cette époque, et non seulement il n'y a jamais eu récidive, mais la tumeur a insensiblement diminué de volume, en prenant une consistance éburnée. Le radius est libre d'un côté comme de l'autre, et les mouvements de pronation et de supination se font en toute facilité. En un mot la femme se sert de son bras sans que la moindre douleur, le moindre trouble fonctionnel vienne lui rappeler qu'il a été malade. »

OBSERVATION IX (Ph. Roux).

Analyse du professeur Richet.

Tumeur sanguine de l'extrémité supérieure du tibia.—Ligature.—Guérison (1).

Le nommé Philibert Moreau, âgé de 25 ans, entre le 5 février 1844 à l'hôtel-Dieu, dans le service de M. Roux. Il rapporte qu'à la suite d'un effort violent pour dégager sa jambe prise sous un éboulement, il ressentit une violente douleur.. Dix-huit mois après, la souffrance devint permanente et bientôt apparut une petite tumeur sur le condyle interne du tibia gauche. Le gonflement, qui d'abord marcha très lentement, bientôt fit des progrès très considérables et très rapides et le malade remarqua que la tumeur était agitée de mouvements qui correspondaient aux battements de son cœur.

Toute l'extrémité supérieure du tibia était notablement tuméfiée et sur la partie externe existait une bosselure notable. Cette tumeur était oblongue dans le sens de la longueur de l'os et descendait jusqu'à 9 ou 10 centimètres de l'articulation du genou ; les téguments étaient amincis, la consistance très inégale, molle et dépressible dans quelques points, dure dans d'autres, élastique ailleurs ; en la comprimant, elle paraissait en partie réductible, le liquide fuyait et il semblait qu'il y eût quelques petits corps solides. On constatait des battements isochrones au pouls avec des mouvements expansifs dans toute la tumeur. A l'auscultation, point de bruit de souffle. On faisait cesser cette expansion et ces battements par la compression de la fémorale, la tumeur devenait alors plus souple et moins tendue, puis elle reprenait en un instant son volume primitif et les battements s'y manifestaient de nouveau dès qu'on cessait la compression. La peau était sillonnée de veines variqueuses et présentait une légère teinte rosée. Excepté la saillie au niveau du condyle, il n'y avait point de bosselures. D'ailleurs, le malade éprouvait de vives douleurs, surtout quand il voulait mar-

---

(1) Quarante années de pratique chirurgicale. T. II, p. 456 ; mémoire sur les tumeurs fongueuses sanguines ou anévrysmales des os.

cher ; alors elles se répandaient dans tout le genou, bientôt la jambe et le pied se gonflaient, et il était obligé de cesser tout travail.

A ces signes, Roux diagnostiqua une tumeur anévrysmale probablement simple, sans se dissimuler toutefois l'impossibilité de déterminer, d'une manière certaine, s'il n'existait pas, en outre du développement des vaisseaux, un élément fongueux quelconque de mauvaise nature.

La ligature de la fémorale fut pratiquée le 14 février ; immédiatement la tumeur s'affaissa et cessa de battre. Ce changement subit se maintint, ou plutôt, dit Roux, fut le premier des phénomènes par lequel s'es opérée la guérison. Par la suite, la tumeur diminua de plus en plus, puis se *durcit*, et c'est par degrés inappréciables que le relief qu'elle formait s'effaça totalement.

Le malade sortit de l'Hôtel-Dieu dans les premiers jours de juillet, cinq mois après l'opération et il s'en fallait de bien peu, est-il dit, que toute trace, non pas seulement de l'affection de l'os, mais du changement de forme et de volume du tibia eût disparu complètement ; rien, rien absolument n'indiquait une disposition, une tendance quelconque à la reproduction de la maladie ; seulement l'articulation du genou conservait quelque raideur et le membre ne jouissait pas encore de toute la liberté de ses mouvements.

OBSERVATION X (Lagout, d'Aigueperse), (résumé).

Anévrysme du tibia gauche. — Ligature de la fémorale. — Guérison (1).

Le nommé Mancel consulte en janvier 1855. Depuis deux mois il est retenu au lit pour une maladie du genou gauche contre laquelle tous les topiques ont échoué.

La tuberosité interne du tibia est tuméfiée ; la peau sus-jacente rouge, luisante, tendue ; on perçoit des pulsations énergiques expansives.

Les battements cessent et le volume de la tumeur diminue par compression de l'artère crurale. En même temps, la peau reprend sa coloration normale ; le sommet de la tumeur devient plus souple, et l'extrémité du doigt peut facilement pénétrer dans une cavité limitée, surtout du côté de la crête du tibia, par une lamelle osseuse saillante.

En cessant la compression, la tumeur se remplit de nouveau progressivement et reprend son volume après trois ou quatre pulsations.

(1) Bulletin de la Société de chirurgie. T. IX, p. 258.

De plus, les battements ne sont pas isochrones à ceux de l'artère po-plitée du membre malade et la différence est très notable.

. On diagnostique un anévrysme du tibia.

Le malade attribue la cause de son affection à des efforts violents qu'il fit pour retirer ses bottes mouillées, à la suite d'une longue course ; il éprouva une douleur qui ne l'a point quitté et qui, dans quelques mois, l'a mis dans l'état où il est.

La douleur est habituellement supportable, mais il ne peut aller que de son lit à son fauteuil.

L'affaissement de la tumeur, par compression de la fémorale, donna l'idée d'avoir recours comme moyen curatif au compresseur de Dupuytren, mais son usage détermina des engorgements ganglionnaires douloureux qui en firent rejeter l'emploi.

On eut recours à l'appareil de Broca, mais la tumeur ne fut modifiée ni dans son volume, ni dans ses battements, ni dans son développement progressif.

La compression directe de la tumeur fut intolérable, et faisait craindre la perforation de la peau par les lamelles osseuses dont il a été parlé.

Restait la ligature. Elle fut proposée à la suite d'une consultation avec MM. Fleury (de Clermont), Aguilhom (de Riom), Panchaud, Lugues et Mancel.

Le malade refusa d'abord, puis, au bout d'un mois, consentit.

Elle fut pratiquée, le 26 novembre, par M. Fleury. Immédiatement après, les battements cessent et la tumeur diminue. Le lendemain, celle-ci avait diminué de 5 centimètres, la circonférence du genou n'était plus que de 38 au lieu de 43 centimètres avant l'opération. Les choses continuèrent à s'améliorer et le malade rentra chez lui au printemps de l'année suivante.

La jambe est restée fléchie, le genou ankylosé ; le malade ne souffre pas, mais ne peut quitter la chambre. La pression sur le genou est encore douloureuse.

Huit ans après l'opération, M. Richet recevait de M. Lagout les renseignements suivants : « Je n'ai pas eu à constater le moindre accident dans l'état du malade depuis l'opération. La tumeur du tibia est la même, indolente, et présente une fluctuation à peu de chose près aussi sensible qu'après l'opération ; les bords de l'ouverture qui permet d'introduire le doigt dans la tumeur sont toujours aussi tranchants ; pas le moindre battement artériel ; en un mot, l'évolution ayant été arrêtée brusquement par la ligature, le mal et le malade sont restés depuis ce moment à peu près dans l'état où les a surpris l'opération. Le genou est ankylosé dans la demi-flexion et le malade se sert de béquilles. »

Le 5 juin 1884, nous recevons de M. Lagout les renseignements suivants : « Le malade, qui fait le sujet de mon observation, est mort le 8 mars 1868, à la suite d'un vieux catharre pulmonaire. La guérison de l'anévrysme du tibia, par la ligature de la fémorale, ne s'est pas un ins-tant démentie. J'ai revu l'opéré pendant le cours de sa dernière maladie, et l'ossification réparatrice était si complète à ce moment qu'il était presque impossible de trouver une différence entre les épiphyses supérieures des tibias. »

M. Lagout n'a pu obtenir la pièce anatomique.

OBSERVATION XI (Lallemand, de Montpellier), (résumé) (1).

Tumeur anévrysmale de l'extrémité supérieure du tibia. — Ligature de la fémorale. — Guérison.

M. Firmin de Hoyos, de Bilbao (Biscaye), de constitution sèche et robuste, a eu la variole, des ulcérations à la verge de nature indéterminée et plusieurs blennhorragies. A la suite d'une orgie, disparition brusque d'un écoulement et douleur très vive à l'épigastre. Depuis cotto époque, sensibilité extrême de la région épigastrique, crampes et douleurs périodiques de l'estomac, entretenues par un régime très excitant et l'usage de l'alcooi. De plus, fièvre jaune et toute une série de maux capables de détériorer profondément la constitution. A 43 ans, douleurs articulaires vagues, soulagement du côté de l'estomac, douleur plus vive au genou droit, disparaissant au bout de quelques jours. Un an plus tard, réapparition de la douleur au genou droit et diminution de celle de l'estomac; application de nombreux révulsifs qui ne produisent aucune amélioration. Au contraire, au bout de trois mois, le malade sent des pulsations au-dessous de son articulation. L'affection est prise tour à tour pour un rhumatisme et pour une manifestation syphilitique. Trois mois plus tard, les pulsations sont très nettes et le malade vient consulter à Montpellier (mars 1826). Chemin faisant, il consulte un chirurgien éminent de Toulouse, qui hésite entre une dilatation des artères articulaires inférieures, un fongus hématode, ou une maladie de l'articulation du genou.

Lallemand trouve le malade dans l'état suivant : 45 ans; facies de 60; pâleur jaunâtre; rides nombreuses et prononcées; membre abdominal droit comme atrophié, surtout au-dessus de la rotule; genou droit augmenté de volume, recouvert d'une peau tendue, variqueuse; jambe fléchie; impotence fonctionnelle presque complète; mouvements communiqués très douloureux; tête du péroné très saillante; douleur très vive

(1) Répertoire général d'anatomie et physiologie. T. II, p. 137, 1826.

sur le trajet du nerf péronier ; extrémité supérieure du tibia doublée de
volume. Au côté interne du tendon rotulien, tumeur oblongue du volume de la moitié d'un œuf de dinde, animée de battements expansifs ;
au côté externe, seconde tumeur du volume d'une noix, offrant les mêmes caractères que la précédente. Les battements disparaissent par
compression de l'artère crurale, et chaque fois qu'on enlève les doigts,
un feu parcourt rapidement l'artère jusqu'au genou.

Lallemand crut d'abord à une dilatation des articulaires inférieures ;
mais au côté interne de la jointure, il constata une élévation qui datait
de deux ou trois mois, au niveau de laquelle les pulsations étaient très
distinctes et par où on pouvait enfoncer dans la tumeur principale presque toute la première phalange. On sentait alors une ouverture circu-
laire de cinq à six lignes de diamètre, à circonférence dure et mince,
qui cédait sous le doigt, en faisant entendre un bruit semblable à celui
d'une coque d'œuf qu'on écrase ; même bruit au niveau de la tumeur du
côté externe. La compression de l'une des tumeurs faisait saillir l'autre.
Il était évident que l'affection s'était développée dans l'extrémité supérieure du tibia, et que sa forme était due à la résistance variable des
parties voisines.

La ligature de l'artère crurale fut décidée et pratiquée le 4 avril, vers
le tiers supérieur ; immédiatement la tumeur s'affaissa et les battements
disparurent. Le trente-sixième jour, le fil tomba ; la tumeur diminuait
de plus en plus, en même temps que l'étendue des mouvements augmentait ; l'ouverture osseuse avait disparu et le malade se leva au bout
de deux mois, mais le membre se tuméfiait encore par la position déclive
et la pression sur la tête du péroni réveillait encore une douleur assez
vive. Au bout de trois mois, il s'appuyait sur sa jambe et marchait sans
béquilles. Il partit peu de temps après pour Bagnères, où les douches
achevèrent sa guérison.

Cette observation fut publiée huit mois après la ligature, mais
Lallemand n'entendit plus parler du malade.

Observation XII (Mapother) (1).

Résumé emprunté à Holmes (2).

Tumeur pulsatile du tibia. — Deux applications du cautère actuel. — Guérison.

Tumeur pulsatile de petit volume, située sur le tibia, accompagnée
d'un thrill distinct et d'un léger bruit, sans aucun signe de maladie en

(1) Dublin, medic press, février 1863, p. 105.
(2) Holmes. System of surgery, 3e edit., 1883. T. II, p. 320.

aucun autre point du système osseux, ou de l'économie en général. Le tissu malade fut détruit par deux applications du cautère actuel, pendant lesquelles la nature vasculaire de la tumeur fut démontrée par l'apparition d'hémorrhagies abondantes. Aucun tissu morbide n'apparut à l'ouverture de la tumeur. Il était naturellement impossible de procéder à un examen anatomique. La blessure guérit parfaitement, et j'ai appris du Dʳ Mapother que le malade se portait bien deux ans et demi après (1).

(1) Schwartz dans le dict. pratique, Heydenreich dans le dict. Dechambre citent, à propos des tumeurs pulsatiles des os, une observation de Carnochan, publiée dans Illustr. méd., Zeitung, III, p. 41. Nous regrettons de n'avoir pu nous procurer ce journal, ce qui eût porté à 13 le chiffre des observations contenues dans cette thèse.

DISCUSSION DES OBSERVATIONS.

Nous allons maintenant reprendre séparément chacune de ces observations, examiner les objections qu'elles soulèvent, les discuter et y répondre. Nous insisterons tout particulièrement sur l'observation I, qui nous paraît la plus concluante.

OBSERVATION I. — Le malade était jeune, de taille petite, de constitution faible. Il n'était ni alcoolique, ni syphilitique, ni scrofuleux, ni tuberculeux, mais il était rhumatisant. Le début de l'affection remontait à deux mois environ. Avant cette époque, aucune sensation de douleur ou de gêne, aucun trouble fonctionnel n'avait attiré l'attention. Il n'y avait eu aucune contusion, aucune traction sur le membre, aucune affection du genou, absolument rien, et pourtant on sait avec quelle facilité les malades trouvent une cause aux souffrances qu'ils éprouvent.

Lé début a été tout ce qu'il y a eu de plus insidieux : d'abord un peu de gêne et de douleur, puis une légère tuméfaction apparaît et, dans l'espace d'un peu plus de deux mois, les troubles fonctionnels s'accentuent au point de rendre impossible la marche et la station debout.

La main appliquée sur la tumeur ne percevait aucune modification, aucun battement, aucun mouvement d'expansion coïncidant avec la contraction cardiaque. Nous devons avouer pourtant que ces signes n'ont point été recherchés, ce qui tient à l'erreur de diagnostic qui a été faite dès le début. Mais la tumeur a été examinée par M. Th. Anger;

elle a été examinée, si nous nous souvenons bien, par plusieurs candidats au bureau central, nous l'avons explorée nous même, à différentes reprises, palpée dans tous les sens, et jamais personne n'a rien remarqué d'insolite. Il est probable, cependant, que si elle avait présenté des modifications même légères synchrones à la diastole artérielle, elles ne seraient point passées inaperçues. On pourra objecter sans doute que les phénomènes circulatoires qui se passent dans les tumeurs anévrysmales, sont quelquefois si légers, si peu accentués, que leur existence n'est reconnue que par l'exploration la plus minutieuse. Rien n'est plus vrai ; mais nous ferons remarquer qu'il s'agissait ici d'une tumeur légèrement, confusément fluctuante. On a recherché avec le plus grand soin l'existence de la fluctuation, et celle-ci était assez difficile à percevoir. Il fallait pour cela un peu de temps et d'attention, grâce auxquels les caractères de l'anévrysme eussent été remarqués. Pour nous, qui nous sommes exercé plusieurs fois à sentir cette fluctuation obscure, il n'est pas douteux que les battements n'existaient pas.

L'auscultation eut-elle révélé l'existence d'un bruit de souffle ? Nous ne le savons pas, car elle ne fut point pratiquée, et nous le regrettons vivement. C'est toujours la conséquence de l'erreur de diagnostic ; la physionomie générale de l'affection était si peu celle d'une tumeur maligne, l'anévrysme des os est une affection si rare que cette idée ne se présenta à l'esprit de personne. Notre observation ne nous apprend donc rien dans ce sens.

La tumeur faisait saillie du côté interne et ne se sentait point tout à fait en arrière, bien qu'elle fut développée exactement sur la face postérieure du fémur. A cela, rien que de très naturel et cela tient évidemment à la disposition anatomique de la région. Bridée en arrière par les muscles biceps, demi-tendineux et demi-membraneux, et la forte aponévrose de la cuisse, en arrière et en dedans par le tendon du grand adductueur, la collection n'avait à soulever en dedans que les fibres du vaste interne.

La tuméfaction de la partie antérieure du fémur, recouverte par le droit antérieur et le vaste interne de triceps, bien que de même nature que celle de la face interne, ne parut ni molle, ni fluctuante, sans doute en raison de son volume moindre et de l'épaisseur des tissus qui la recouvraient. Elle fut prise pour un simple épaississement du périoste.

Le diagnostic porté fut celui d'abcès froid sous périostique. Il était légitimé par la consistance de la tumeur, la fluctuation dont elle était le siège, le peu de violence des signes réactionnels, la marche relativement lente de la maladie, et la constitution lymphatique du sujet. Comme on l'a vu dans l'observation, c'était une erreur.

L'incision donna issue à un gros jet non saccadé de sang noir. La coloration noire du sang tenait sans doute au volume considérable de la cavité sanguine par rapport à la vitesse de la circulation dans son intérieur; la puissance du jet était liée à ce fait que la tumeur subissait une forte pression de la part des tissus susjacents; enfin, son uniformité était due à l'abondance de l'épanchement, dont le trop plein se déversait d'abord. Ce n'était point le moment d'ailleurs, vu la rapidité de l'écoulement, de rechercher s'il était saccadé.

L'hémorrhagie s'arrêta par l'application de gaze trempée dans la liqueur de Piazza, et la compression ouatée; elle ne se renouvela point après l'ablation du pansement, qui eut lieu deux jours après. Au premier abord, il paraît un peu surprenant que ces moyens aient suffi, étant donné surtout qu'ils n'agissaient point directement sur le siège, ou tout au moins sur tout le siège de l'hémorrhagie, c'est-à-dire sur le tissu spongieux du fémur. Les choses ont dû se passer de la façon suivante : d'abord le contact de l'air a favorisé la coagulation du sang contenu dans la cavité et le liquide hémostatique a agi dans le même sens ; puis la gaze et l'ouate, par la comprsssion, ont empêché le sang de s'écouler sous le périoste et au dehors, et l'hémorrhagie, dans l'intérieur de l'os, s'est arrêtée sous la propre pression du sang qui y était contenu et coagulé. Rien d'étonnant non plus à ce que l'hémorrhagie ne se soit point reproduite d'une façon inquiétante les jours suivants, si l'on a égard à la petitesse des orifices vasculaires et aux changements produits dans les parties malades par le contact de l'air et des liquides employés pour les pansements.

La mort du malade a eu ceci de particulier, qu'elle a été produite par la migration d'un caillot détaché de la veine fémorale. Mais d'où vient que celle-ci s'est enflammée et que le sang a pu se coaguler dans son intérieur? Cette coagulation s'était produite avant l'amputation, comme le témoignent les symptômes présentés par le malade pendant les quelques jours qui ont précédé. Les auteurs qui refusent d'admettre l'existence de l'anévrysme des os, pourraient tirer parti de ce fait en faveur de leur opinion, à savoir : que c'est toujours un cancer ou un sarcome. Les éléments de la tumeur, s'étendant de proche en proche, de l'os et du périoste aux parties voisines, auraient envahi la paroi veineuse, végété dans son intérieur et provoqué ainsi la formation du caillot. Mais la dissection du membre nous a montré que l'ouverture faite sur le vivant était rapprochée des vaisseaux, que le tissu cellulaire péri-vasculaire constituant une des lèvres de la plaie était un peu épaissi, un peu infiltré de lymphe plastique, et que cet état inflammatoire, joint sans doute à la compression exercée sur la veine par la gaze dont on avait d'abord rempli la cavité, était la véritable cause de la thrombose veineuse. La paroi de la veine était un peu épaissie, mais rien, ni dans son voisinage, ni dans son épaisseur, ni à sa face interne, n'éveillait l'idée d'une tumeur maligne.

Nous n'avons point noté la dilatation des vaisseaux du périoste et des parties voisines, comme l'a fait Richet. La matière des deux injections différemment colorées ne s'est point répandue dans la cavité anévrysmale. Il est probable que les modifications, qui se sont opposées à la continuation de l'hémorrhagie, ont empêché la pénétration de la matière colorée.

Nous voyons le foyer divisé en trois parties, l'une intra-osseuse, les deux autres sous-périostiques. Cette disposition, ne rappelle-t-elle point ce qui se passe parfois dans les anévrysmes des artères et la variété d'anévrysme qu'on a désignée sous le nom d'anévrysme disséquant? Le tissu compacte de l'os, surtout entre les foyers antérieur et central, ne rappelle-t-il point les deux tuniques interne et moyenne de l'artère, perforées en un point, détachées de la tunique externe soulevée par le sang et étendues entre la lumière du vaisseau et la paroi superficielle de la poché anévrysmale? Bien entendu, cette comparaison n'est juste qu'au point de vue de la forme des lésions. En effet, l'anévrysme disséquant artériel, est un anévrysme vrai; c'est une partie de la paroi artérielle qui forme l'enveloppe de la tumeur, c'est l'autre partie qui est perforée et restée en place. Au contraire, l'anévrysme disséquant des os est un anévrysme faux; la paroi des canalicules vasculaires du tissu osseux a disparu; c'est le périoste et le tissu spongieux qui forment la paroi du sac, et c'est le tissu compact de l'os qui représente les tuniques interne et moyenne de l'artère.

Au niveau des points où le périoste se soulève pour for-

mer les parois des deux foyers antérieur et postérieur, de
même qu'au niveau de la face interne du fémur comprise
entre ces foyers, on remarque l'existence d'une couche assez épaisse de tissu osseux de nouvelle formation. Ce tissu
osseux a-t-il été déposé là avant ou après l'ouverture de la
collection sanguine? Est-ce le fait de la maladie elle-même,
ou bien est-ce celui de l'inflammation consécutive à l'intervention du chirurgien? Nous croyons que cette dernière
hypothèse est la bonne. En effet, lors de l'entrée du malade à l'hôpital, nous n'avons noté qu'une faible augmentation de volume de l'extrémité inférieure du fémur;
après l'incision, nous avons vu cette extrémité grossir rapidement, et M. Th. Anger nous a fait remarquer, plus
d'une fois, combien cet accroissement de volume était sensible. Du reste, cette hyperostose se fût-elle produite avant
l'intervention, qu'il n'y aurait rien qui pût surprendre et
que ce serait là un fait tout à fait insuffisant pour assimi-
ler cette lésion à cette variété de sarcome qu'on a appelée
sarcome ossifiant. Chaque fois qu'un organe est modifié
dans ses rapports, dans ses connexions, il a le droit d'être
plus ou moins troublé dans ses fonctions. Le périoste détaché de l'os avec lequel il doit être intimement uni, en
contact par sa face profonde avec un élément nouveau,
peut bien acquérir un surcroît d'activité et produire de
l'os en quantité anormale.

La coloration rouge qui s'observe dans le tissu spongieux
des condyles et qui limite inférieurement le foyer intra-
osseux, est-elle d'origine inflammatoire, ou tient-elle à la
nature de l'affection? C'est encore une question qu'il est
permis de se poser. La seconde supposition nous paraît
encore la plus vraisemblable. En effet, le tissu osseux qui
avoisine la lésion en haut ne présente point de zone de
congestion analogue, et cependant l'inflammation paraît

avoir revêtu ici un certain degré d'acuité, puisqu'il existe à ce niveau un petit abcès dans le canal médullaire. Ainsi, autour d'un point qui a été enflammé jusqu'à suppuration, rougeur peu marquée ; dans une autre région, recouverte d'ailleurs par du sang coagulé, par de pus, mais coloration rouge très marquée. Nous sommes amenés ainsi à émettre l'opinion que cette coloration anormale tient probablement à la nature de la lésion et reconnaît pour cause la dilatation des canalicules vasculaires du tissu spongieux.

Quelle est donc, en fin de compte, l'affection que nous avons sous les yeux ?

Est-ce un cancer? Mais un cancer ne se développe point d'habitude chez un homme jeune, il n'a point une marche aussi rapide, il a une forme, une consistance spéciale, il a de la tendance à envahir les tissus voisins. C'est une masse dûre, ordinairement blanchâtre, formant une véritable tumeur, résistant sous le couteau, donnant par le raclage le suc cancereux et dans laquelle le microscrope révèle l'existence d'éléments spéciaux. Il n'y avait ici rien de semblable ; pas la moindre tumeur, pas le moindre élément cancereux. Ce n'est donc pas un cancer.

Est-ce un sarcome? Mais le sarcome, lui aussi, forme une tumeur véritable, quelquefois difficile à différencier du cancer même au microscope. Ce n'est donc pas un sarcome.

Les tumeurs cancéreuses et sarcomateuses contiennent assez souvent, dans leur épaisseur, des kystes sanguins, mais ceux-ci sont ordinairement de petit volume, communiquent les uns avec les autres, quand ils sont en grand nombre, acquièrent rarement un volume assez notable. Cela arrive cependant quelquefois, mais, même dans ces cas, le tissu morbide n'en persiste pas moins en quantité suffisante pour être reconnu au microscope.

Est-ce une tumeur à myéloplaxes ? Nous savons maintenant que ces tumeurs ne sont qu'une variété de sarcome.

D'après E. Nélaton (1), le tissu myéloplaxique, ordinairement rougeâtre, peut ressembler à de la chair de veau, aux fibres musculaires de la vie organique. Il est constitué par des myéloplaxes en quantité prédominante et accessoirement par des éléments fibreux ou fibro-plastiques, de la matière amorphe, des granulations moléculaires, des noyaux libres, des médullocèles, des capillaires, des globules sanguins, de la matière colorante du sang et des parcelles osseuses. La *tumeur à myéloplaxes est caractérisée, non par la simple présence, mais par une prédominance absolue et manifeste des éléments anatomiques appelés myéloplaxes.* De plus les myéloplaxes à l'état pathologique, loin de perdre leurs caractères distinctifs, sont au contraire plus nets, plus facilement appréciables. Leur volume s'élève quelquefois à $0^{mm},2$ et même $0^{mm},3$ au lieu de $0^{mm},007$ à $0^{mm},014$, chiffres qui en représentent les dimensions à l'état normal; la netteté, le nombre et les dimensions des noyaux augmentent également. En résumé, le tissu myéloplaxique est formé surtout de myéloplaxes nombreux, plus volumineux, plus nucléés que normalement. Or, dans les diverses préparations qu'il a faites avec la pièce fraîche, le Dr Gaucher n'a trouvé que *quelques cellules à myéloplaxes,* et encore *celles-ci possédaient-elles leurs caractères normaux.* Il ne s'agit donc point d'une tumeur à myéloplaxes, mais bien de la *tumeur sanguine simple,* et mieux de *l'anévrysme vrai des os.*

L'observation II, appartenant au professeur Richet, n'est guère moins concluante, bien que l'examen microscopique soit forcément moins complet. M. Richet, après avoir montré que ni l'œil, ni le microscope ne prouvent en

____

(1) E. Nélaton. Tumeurs à myéloplaxes. Th. de doct., Paris, 1860.

faveur du cancer vasculaire, ajoute que ce n'est pas non plus une tumeur à myéloplaxes, car le microscope ne révèle point la présence de cet élément. Il ajoute qu'à la vérité, les myéloplaxes étaient inconnus à cette époque, comme produit normal ou pathologique, mais que, s'ils eussent existé en quantité notable, ils eussent communiqué au liquide des caractères particuliers et eussent attiré l'attention. De plus, Lebert, qui fit l'examen des caillots, en eût fait une tumeur fibro-plastique ou sarcomateuse, comme il fit à ce moment de plusieurs autres tumeurs à myéloplaxes. De ces faits il tire la conclusion : que les os peuvent offrir des tumeurs purement vasculaires ou sanguines, sans mélange d'aucun autre élément pathologique.

L'observation III, appartenant à M. Parisot, de Nancy, se rapporte aussi à un cas d'anévrysme vrai. L'intégrité absolue des parties voisines, l'absence de toute trace de bride ou cloison dans l'intérieur d'une cavité unique, l'état stratifié de la couche fibrineuse qui tapisse la paroi de cette cavité, la présence dans son intérieur des seuls éléments du sang, en fournissent la preuve indiscutable.

L'observation IV de M. F. Moutet, de Montpellier, se rapporte à un cas considéré comme un exemple d'anévrysme type par son auteur. Pour lui, il ne s'agit point d'une masse cancéreuse : les amas granuleux qui existent en quelques points de la paroi de la tumeur pourraient seuls être pris pour du tissu cancéreux, mais il fait remarquer que dans les cancers vasculaires, le tissu morbide forme une enveloppe complète à l'épanchement au lieu d'être disséminé çà et là sous forme d'îlots insignifiants, que dans le cancer la substance osseuse est altérée, envahie, carnifiée, et non trouée comme à l'emporte-pièce avec intégrité absolue des bords de la perforation, que la moelle du canal médullaire est envahie et transformée, ce qui n'avait pas lieu ici.

Pour les mêmes raisons, ce n'est point une tumeur fibro-plastique ou à myéloplaxes.

Malheureusement, il est une chose qui fait défaut, la seule qui eût pu couper court à toute discussion, l'examen microscopique. C'est une lacune regrettable et qui ne devrait point exister en raison du moment où le cas a été observé (1872). L'anévrysme des os est en effet une affection trop rare, on en a observé trop peu de cas pour être bien fixé sur sa physionomie macroscopique véritable, pour avoir le droit de négliger le contrôle du microscope.

En effet, on pourra toujours objecter que cette couche épaisse de substance blanc jaunâtre, élastique, cédant à un effort de traction, était constituée par des éléments cancéreux ou sarcomateux. Nous ferons remarquer cependant qu'elle était stratifiée, qu'elle se détachait du périoste, dont la face interne était creusée d'une foule de dépressions et de reliefs qui la faisaient ressembler à la face interne du cœur, deux circonstances qui éloignent l'idée d'un néoplasme.

L'observation V de M. Bickersteth est l'exemple d'une nouvelle manière d'être de l'affection anévrysmale. Ici, la tumeur dont la paroi est formée par le périoste et le tissu osseux repoussé est partagée intérieurement en une multitude de loges, par l'entrecroisement de bandelettes fibreuses émanées du périoste. Il n'est pas parlé non plus de l'examen micrographique, mais nous avons vu le jugement porté par MM. William Adams et Thomas Bryant, au nom du comité chargé d'examiner la pièce. ¡Bien que ce cas diffère notablement de ceux qui précèdent, nous croyons qu'en présence d'un pareil jugement, émanant de telle source, il est difficile de ne point admettre la nature anévrysmale de la tumeur.

L'observation VI de Scarpa, de date ancienne, a été très

discutée. Pour M. E. Nélaton et pour M. Gentilhomme, l'é-
paisseur du sac, l'aspect placentaire de sa face interne, la
récidive cinq ans après l'opération, indiquent qu'il s'agissait d'une tumeur à parenchyme dégénéré, d'une tumeur
à myéloplaxes très probablement. M. Richet émet cette
idée : que l'aspect de la face interne pouvait tenir à des
pseudo-membranes de formation récente, comme cela se
voit dans les hématocèles de la tunique vaginale et d'autres bourses séreuses. A cette objection tirée de la récidive
il fait cette réponse : que les altérations vasculaires sont
souvent le résultat d'un état diathésique déterminant l'ossification, l'athérome, des altérations diverses des tuniques
artérielles. Il cite à l'appui de cette opinion des exemples
de véritable diathèse anévrysmale, de généralisation des
varices, de dissémination des tumeurs érectiles ; il com-
pare enfin l'action de la scie pendant l'amputation à celle
produite par le traumatisme.

Nous nous rattachons entièrement à l'idée d'une altération vasculaire plus ou moins étendue, tenant à un état
général, occasionnée ou exagérée et rendue manifeste par
une action locale.

· Il est donc très possible que dans ce cas l'amputation ait
porté sur du tissu osseux déjà altéré dans ses vaisseaux,
et que l'affection n'ait fait que poursuivre sa marche.

L'observation VII due à Pearson se rapporte d'après
M. Gentilhomme à une tumeur à myéloplaxes, à une
tumeur vasculaire sanguine simple, d'après M. Richet.
Nous partageons l'avis de ce dernier, malgré l'existence de
cette matière fétide contenue dans la cavité. Il n'est pas
dit en effet que l'os fut examiné aussitôt après l'amputation,
et peut-être la pièce a-t-elle eu le temps d'entrer en putré-
faction. Au surplus, Scarpa qui l'examina, et dont la compé-

tence ne peut être discutée, eût eu de la tendance, en raison de ce fait, à en faire un tissu dégénéré.

L'observation VIII de M. Demongeot de Coufevron, offre un magnifique exemple de la guérison d'une tumeur vasculaire par la ligature de l'artère principale du membre. Dix-sept ans s'étaient écoulés depuis le jour de l'opération à celui où ce cas fut publié en 1867. Nous avons tenu à nous renseigner sur ce qui s'était passé ensuite, et nous avons écrit à M. le Dr de Coufevron. Ce vieux praticien, dans sa quatre-vingtième année, nous a répondu à la place de son fils défunt, avec un empressement dont nous ne saurions trop le remercier, et nous a donné les détails qu'on a vus. Voici trente-trois ans que la ligature a été pratiquée, et le succès ne s'est point démenti. La guérison est absolue, radicale.

Etait-ce là un cancer, ou un sarcome, ou même cette variété bénigne de sarcome représentée par la tumeur à myéloplaxes ? On n'a jamais vu la ligature d'une artère principale arrêter ainsi la formation du tissu embryonnaire. Elle a pu enrayer pour un temps, pour quelques mois, l'accroissement de la tumeur en y diminuant l'afflux sanguin, mais on n'a pas, que nous sachions, rencontré à l'autopsie la preuve irrécusable d'un arrêt dans l'évolution d'une tumeur semblable pendant plusieurs années. Dans un cas de Dupuytren cité par Gentilhomme, l'amputation n'est devenue nécessaire que cinq mois après la ligature.

Mais qu'est-ce que cinq mois à côté de trente-trois ans ?

Objectera-t-on, en raison de l'isolement relatif de la circulation dans les os longs, que la ligature doit avoir ici des effets plus marqués sur la marche des néoplasmes ? Mais les vaisseaux du périoste sont bien suffisants pour l'apport des matériaux nécessaires au développement de ces produits. Ceux-ci se développent quand même, peut-être moins vite, mais non moins sûrement jusqu'au moment où ils nécessitent une opération radicale. Nous sommes donc amenés à cette conclusion : que l'on a eu affaire à une tumeur sanguine simple, à un véritable anévrysme.

L'observation IX, de M. Ph. [Roux, n'est pas moins remarquable que la précédente. Dix-neuf ans après la ligature, l'affection n'avait point récidivé ; c'était bien un anévrysme.

L'observation X, de M. Lagout, relate encore un beau succès obtenu par la ligature. Nous avons demandé encore ue fois des renseignements sur l'état du malade. Nous nous sommes adressé à M. Lagout qui nous a répondu ce que l'on sait avec une obligeance dont nous nous plaisons à le remercier publiquement. Le malade est mort d'une vieille affection pulmonaire, mais son tibia était guéri, complètement guéri. Treize ans s'était écoulés du jour de l'opération à la mort. C'est encore un cas de tumeur sanguine simple, d'anévrysme vrai.

L'observation XI, de Lallemand, rapporte un quatrième succès par la ligature. Le malade fut perdu de vue au bout de huit mois, mais on avait constaté, dans cet intervalle, que le volume de la tumeur diminuait de plus en plus, que l'ouverture située sur la face interne du tibia avait disparue, que l'os se réparait, que les fonctions se rétablissaient. Il n'est pas douteux, d'après cela, que la guérison n'eût été vue complète, si l'on eût pu suivre le malade. C'est encore là un cas d'anévrysme.

Enfin, l'observation XII, de Mapother, dont nous empruntons le résumé succinct à Holmes, a trait pour ce dernier auteur à un cas d'anévrysme. Il le range même à côté du cas de Bichersteth, en disant que ce sont les deux seuls de la littérature médicale anglaise qui défient toute discussion. Deux ans et demi après l'opération, il n'y avait pas eu récidive. Nous partageons l'opinion du chirurgien Anglais pour la raison suivante : Un sarcome caractérisé par des signes aussi nets eût eu envahi déjà une notable étendue d'os, ce qui l'eût empêché d'être justiciable de deux applications de thermo-cautère.

Les observations précédentes forment deux groupes très distincts qui se complètent l'un l'autre : le premier constitué par les cas, au nombre de sept, suivis de la vérification anatomique ; le second, par les cas, au nombre de cinq, suivis de la vérification clinique.

Dans chacun de ces groupes les observations sont rangées par gradation descendante. Il s'agissait, en effet, de prouver avant tout l'existence contestée d'une affection osseuse spéciale, après quoi seulement on serait autorisé à considérer comme analogues des cas douteux auparavant.

Dans le premier groupe, les trois premiers cas suivis de l'examen micrographique indiquent que l'anévrysme des os, indépendant de toute dégénérescence cancéreuse ou sarcomateuse, existe. Les quatre suivants, accompagnés seulement de l'examen macroscopique, paraissent, à tous égards, être de la même nature que les précédents.

Dans le second groupe, les trois premiers cas, suivis de guérison complète par la ligature ; le quatrième, suivi d'une guérison presque certaine, par le même moyen ; le cinquième, guéri par la cautérisation, ne peuvent guère être autre hos e que des cas d'anévrysme simple.

Ainsi donc, le premier ordre de faits prouve l'existence d'une lésion spéciale qui, en raison de sa nature, doit guérir par la ligature ; le deuxième prouve, en effet, que la ligature est toute puissante, et que la simple cautérisation, appliquée dès le début, peut produire le même effet.

Ne semble-t-il pas maintenant un peu difficile de faire

de l'anévrysme des os une simple manière d'être du cancer ou du sarcome? de le considérer comme le résultat d'une destruction vasculaire dans un tissu pathologique en dégénérescence? Peut-on accepter cette opinion que le tissu morbide primitif complètement dégénéré a disparu en totalité, sans qu'il en reste la moindre parcelle pour révéler son existence antérieure?

Et d'abord, en serait-il ainsi, qu'à cette époque, nous n'en aurions pas moins à faire à un véritable anévrysme. Puisque les éléments embryonnaires ont disparu, qu'il n'en reste plus trace, ni dans le contenu, ni dans l'enveloppe périostique ou osseuse de la tumeur, ni dans les parties voisines, l'élément vasculaire est ici, non seulement prédominant, mais encore le seul existant. La conduite à tenir est celle qui convient en présence d'un anevrysme.

Mais doit-on admettre la possibilité d'une disparition aussi complète des éléments nouveaux? Nous ne voyons à cela aucune raison valable. A-t-on vu quelque part, dans les autres organes, des cancers ou des sarcomes reconnus à leur période d'état, subir plus tard des modifications semblables? Non. Et quand il s'est fait des épanchements sanguins dans ces produits, on a toujours vu, presque toujours vu l'élément parenchymateux l'emporter en volume sur la masse de l'épanchement. Quelle raison pour aller dire que des cellules embryonnaires ont envahi et détruit la paroi des vaisseaux, quand on ne peut retrouver la moindre trace de ces cellules et que, nulle part, dans les autres parties du corps, on ne trouve l'exemple d'une disparition aussi complète?

La théorie imaginée par le professeur Nélaton (1) est exactement l'inverse de ce qui précède. Pour lui, l'ané-

_____

(1) Anévrysme des os. Gaz. des hôp., 1845, p. 225.

vrysme était la seconde phase d'une affection dont la première était une tumeur formée de tissu érectile, et la troisième un cancer. Tissu érectile, anévrysme, cancer ; supposition toute gratuite et formellement en désaccord avec tous les faits connus, au moins pour ce qui concerne la relation des deux derniers termes.

Doit-on admettre, avec le professeur Richet, la possibilité de l'altération primitive de la substance osseuse par quelques cellules à myéloplaxes seulement ? Mais alors nous retombons dans le sarcome.

C'est ici le moment de dire quelques mots des tumeurs à myéloplaxes, et de montrer comment elles sont actuellement envisagées au point de vue de leur nature. Signalées pour la première fois par Ch. Robin, la première observation de tumeurs à myéloplaxes fut publiée par E. Nélaton, dans les Bulletins de la Société anatomique de 1856, sept ans après. En 1862, ce dernier auteur leur consacra une thèse volumineuse et remarquable dans laquelle il en fait une espèce de tumeur à part. Aujourd'hui, à l'exemple de Virchow (1), Malassez et Monod (2), Cornil et Ranvier (3), on les considère comme une variété de sarcome, à laquelle MM. Malassez et Monod donnent le nom de sarcome angio-plastique.

Après avoir fait remarquer qu'on trouve des myéloplaxes dans un cancer hématode du testicule, dans une épulis vasculaire, dans une épulis fibreuse, dans toutes les variétés de sarcome des parties molles et des parties dures, à tel point que certains auteurs ont considéré ces éléments comme une production banale, ils arrivent à ces conclusions :

(1) Virchow. Pathologie des tumeurs, 1872.
(2) Malassez et Monod. Archives de physiologie, 1878, p. 373.
(3) Cornil et Ranvier. Anat. pathol., 1881. T. I, p. 151.

1º Les myéloplaxes sont évidemment semblables (pour les uns) aux cellules et aux réseaux vaso-formateurs de Ranvier.

2º Des myéloplaxes ordinaires aux précédents, existe toute une série intermédiaire de myéloplaxes moins avancés dans leur développement.

3º Les myéloplaxes ne sont point des éléments parfaits, ce sont des vaisseaux métatyphiques ;

4º Les tumeurs à myéloplaxes sont des néoformations conjonctives se développant dans le sens vasculaire, des sarcomes angio-plastiques. En raison du développement des myéloplaxes, ces tumeurs peuvent avoir les caractères des angiomes.

Dire aujourd'hui ce que disait M. Richet dans un temps où l'analogie de ces tumeurs et du sarcome n'était pas, il est vrai, encore établie, serait donc admettre que l'anévrysme est le résultat d'un sarcome ; or, nous croyons devoir repousser cette hypothèse. Nous avons vu de plus que les myéloplaxes, à l'état pathologique, possèdent des caractères spéciaux qui manquaient aux quelques rares cellules multinucléées, trouvées à l'examen de la pièce décrite dans l'observation I.

Nous sommes conduits, en fin de compte, à admettre que l'anévrysme des os est une affection spéciale, qu'il est le résultat d'une lésion vasculaire.

HISTORIQUE.

L'histoire de l'anévrysme des os, jusqu'a la publication du mémoire de M..Richet, est 'remplie de confusion ; elle commence avec les observations de Else chirurgien anglais, en 1769 ; mais le premier cas rapporté, qui mérite le nom d'anévrysme, est celui de Pearson, en 1790 (1) (obs. VI). Hodgson, Pelletan, Scarpa, écrivent ensuite sur la question. Ce dernier publie un nouveau cas en 1809 (obs. VI)ᵢ puis vient celui de Lallemand en 1826 (obs. XI). Breschet, dans ses observations et réflexions sur des tumeurs sanguines de nature équivoque (2), place le cas de Lallemand à côté de plusieurs autres très différents. Il va même, à propos de l'un d'eux, jusqu'à dire qu'on trouva, sur un des condyles du fémur, un point de matière cancéreuse, ce qui ne l'empêche point, un seul instant, de dire que c'est un anévrysme. Nélaton, en 1845 (3), préfère la dénomination d'anévrysme des os à toute autre, parce qu'elle donne une idée plus exacte de l'altération du tissu osseux. Pour lui, les affections décrites sous ce nom sont le plus souvent des tumeurs cancéreuses ; pourtant les véritables anévrysmes des os, dans leur état de simplicité, ne sauraient être contestés. Mais, un peu plus loin, à la suite d'une observation de Roux d'un prétendu cas d'anévrysme du condyle interne du fémur, il se demande si cette tumeur vasculaire, essentiellement anévrysmale, est simple ou

(1) Medical communications. T. XI, p. 95. London, 1790.
(2) Répertoire d'anatomie et physiologie, p. 143, 1826.
(3) Gaz. des hôp., 1845, p. 225.

Pillot,   4 compliquée d'un élément de nature maligne et encore profondément caché. Il élève ensuite des doutes sur l'existence de l'anévrysme des os pur et simple. Ne serait-ce point une simple phase de développement du cancer ? Les trois termes de la série seraient, comme nous l'avons dit ailleurs : 1° tissu érectile, 2° anévrysme, 3° cancer. En 1854-1855, Roux signale un nouveau cas de guérison par la ligature d'une tumeur pulsatile (1)(obs. IX). Un an après, Desnos (2) affirme que le diagnostic entre les tumeurs pulsatiles et l'anévrysme des os est impossible, et que d'ailleurs la ligature doit être absolument rejetée à cause de la rareté du succès, de la fréquence des tumeurs cancéreuses, de la rareté, et même de l'existence problématique de l'anévrysme simple. Bouisson, deux ans plus tard, admet l'existence des anévrysmes vrais, tout en signalant leur rareté (3).

A côté de ces auteurs, qui admettent l'existence de l'anévrysme des os, mais qui ne sont pas, en somme, bien convaincus, il en est d'autres comme Boyer, Dupuytren, Cruveilhier, Broca qui la nient plus ou moins formellement. « L'anévrysme, proprement dit, est tellement rare dans les os que je mettrais volontiers son existence en doute, » dit Broca (4). Pour Eugène Nélaton (1860), il n'est que la variété vasculaire des tumeurs à myéloplaxes. Pour Gentilhomme (1863), il rentre dans le cancer ou les tumeurs à myéloplaxes.

C'est alors que paraît (1864-1865) le mémoire de Richet, qui établit l'existence de ce qu'il appelle la tumeur vascu-

---

(1) Quarante ans de pratique chirurgicale. T. II, p. 456.
(2) Sur quelques points des tum. cancéreuses pulsatiles et particulièrement sur leur diagnostic et leur traitement. Th. de doctorat, Paris, 1857.
(3) Sur quelques tumeurs pulsatiles des os. Th. de doctorat, Paris, 1857.
(4) Traité des anévrysmes, Paris, 1856.

laire simple. Il y discute les prétendus cas d'anévrysmes qui ont été publiés avant lui, choisit ceux qui lui paraissent véritables et y ajoute trois observations, une personnelle et une de Parisot, les deux avec examen micrographique, et une de Lagout, publiée dans les Bulletins de la Société de chirurgie (obs. II, III et X). Il montre, pièces en main, que la tumeur vasculaire sanguine est une réalité anatomique confirmée par la Clinique. Cependant il fait une concession à ses adversaire. Si, au point de vue anatomique, dit-il, l'élément vasculaire l'emporte beaucoup sur l'élément myéloplaxique bénin, il en est de même au point de vue thérapeutique et clinique, et il émet plus tard, dans la pathogénie, l'idée de la possibilité d'une altération de la substance osseuse par quelques myéloplaxes.

En 1867, Demongeot de Coufevron ; en 1872, F. Moutet publient de nouveaux cas (obs. VIII, IV).

Aujourd'hui cependant les avis sont toujours partagés et, pour Cornil et Ranvier, l'anévrysme des os appartient soit aux variétés hématode ou colloïde du carcinome, soit aux variétés myéloïde, muqueuse ou encéphaloïde du sarcome. Tout récemment encore, dans la *Revue de chirurgie*, Suchard et Leclerc, à propos d'une observation d'épithélioma kystique de la clavicule, disaient : « La plupart des auteurs sont aujourd'hui d'accord pour rejeter l'hypothèse de la possibilité d'un anévrysme siégeant dans le tissu osseux » (1).

Cette opinion est partagée en Allemagne et en Autriche par Rokitansky et Virchow.

En Angleterre paraissaient les observations de Mapother en 1863, de Bickersteth en 1868. Sir James Paget écrivait en 1876 (2) : « Les anévrysmes des os appartiennent

(1) Revue de chirurgie, 10 août 1883, p. 622.
(2) Lectures on surgical pathology. 4e édit., 1876, p. 583, en note.

le plus souvent aux tumeurs érectiles. Je suis convaincu que dans tous les cas ainsi désignés, les vaisseaux de l'os sont primitivement malades. Mon impression est que, dans la plupart de ces cas, l'affection était en réalité un cancer médullaire ou une tumeur myéloïde, avec développement considérable des vaisseaux... »

Erichsen (1), Thomas Bryant (2), G. Gant (3), Holmes (4) admettent l'existence des anévrysmes des os, mais les regardent comme très rares.

En résumé, les anévrysmes des os ont commencé à être étudiés au commencement du siècle. Dans une période qui s'étend jusqu'au travail de Richet, on s'en faisait souvent une idée assez obscure et la preuve de leur existence, acceptée par les uns, niée par les autres, reposait sur les caractères macroscopiques des pièces examinées et quelques succès obtenus par la ligature.

Après la publication du Mémoire de Richet, on en a une conception plus nette, et leur existence affirmée par le microscope est reconnue par le plus grand nombre.

Actuellement, enfin, un mouvement en sens inverse a quelques tendances à se produire de nouveau en Allemagne et en France. On paraît vouloir revenir à la théorie du néoplasme dégénéré dont les éléments ont disparu et sont remplacés par du sang.

---

(1) The science and art of surgery, 7e édit., 1877, **T. II.** p. 208.
(2) A manual for the practice of surgery, 3º édit., 1879, vol. II, p. 30.
(3) The science and practice of surgery, 2e édit., vol. I, p. 709.
(4) System of surgery. 3e édit., 1883, **T. II,** p. 320.

DEFINITION

Nous nous sommes servi jusqu'ici de l'expression : anévrysme des os, nous allons maintenant en justifier l'emploi. Cette affection a été désignée sous le nom de tumeur anomale des os, ce qui ne veut rien dire, d'hématome (Volkmann), ce qui ne peint la chose que d'une façon incomplète, de tumeur fongueuse sanguine, fongus hématode, expressions qui se rapportent à des cas earactérisés par des excroissances fongueuses susceptibles d'être le siège d'hémorrhagies plus ou moins considérables. C'est un nom donné par les Anglais au cancer encéphaloïde (Bouisson). Or, rien dans nos observations ne ressemble à ces fongosités saignantes. On a dit : tumeur érectile, mais les tumeurs érectiles ou angiomes sont des tumeurs composées de vaisseaux de nouvelle formation analogues aux vaisseaux normaux et disposés de façon à constituer un système caverneux analogue à celui des organes érectiles (Cornil et Ranvier); ici, rien de semblable. L'expression de tumeur pulsatile répond à un fait clinique qui est loin d'appartenir en propre à la tumeur sanguine simple. Celle de tumeur vasculaire sanguine (Richet) éveille trop, à notre avis, l'idée d'une tumeur à parenchyme constituée par des vaisseaux. Elle convient bien, si l'on veut, dans le sens où l'a employée M. Richet, pour désigner des tumeurs où l'élément vasculaire est prépondérant, mais, d'après la manière dont nous avons envisagé la question, nous préférons dire : anévrysme des os.

Qu'est-ce, en effet, qu'un anévrysme? Une tumeur circonscrite, pleine de sang liquide ou concrété, communiquant directement avec le canal d'une artère et limitée par une membrane portant le nom de sac (Broca, Follin et Duplay); une tumeur, pleine de sang liquide ou concrété, distincte du canal de l'artère avec laquelle elle communique et consécutive à la destruction partielle ou totale des tuniques artérielles (Lefort, Jamain et Terrier) : une tumeur formée par le sang en communication directe avec le canal d'une artère (Richet). N'a-t-on point étendu cette définition à la tumeur sanguine en communication avec une artère et une veine (anévrysme artério-veineux)? à la simple dilatation avec flexuosité des artères (anévrysme cirsoïde)? à certaines dilatations partielles et même générales du cœur? N'avons-nous pas ici un sac formé par l'os, le périoste, et au besoin par les parties voisines, un contenu formé de sang liquide et concrété et des vaisseaux s'ouvrant dans la cavité? C'est un anévrysme faux, si l'on veut, mais ce n'en est pas moins un anévrysme. N'est-ce point là d'ailleurs la variété la plus fréquente, même parmi les anévrysmes artériels?

L'expression anévrysme des os est donc, à notre avis, la préférable.

ETIOLOGIE

Age. — La moyenne prise sur les dix observations où l'âge des malades a été noté est de 34,9. Ce chiffre concorde avec celui de Lisfranc, exprimant l'âge moyen où l'on observe les anévrysmes artériels, et qui va de 30 à 35 ans (Follin et Duplay). Les deux âges extrêmes où la maladie a été observée sont 11 ans (obs. V) et 62 ans (obs. VII).

Sexe. — Il y a une prédisposition très marquée en faveur du sexe masculin. Sur 12 observations, 9 se rapportent à des hommes, 3 seulement à des femmes.

Constitution. — Dans trois cas, la constitution lymphatique de l'individu est notée. L'existence antérieure de chagrins vifs et prolongés est signalée une fois. Il en est de même des fatigues, des privations, des excès de toutes sortes, dans un autre cas; la scrofule avait produit des suppurations osseuses chez le malade de Richet.

Le rhumatisme, ou plutôt l'arthritisme se retrouve, à des degrés divers, chez trois des malades.

Enfin, le malade de Lallemand avait à la fois dans ses antécédents : rhumatisme, alcoolisme et peut-être syphilis.

Causes extérieures. — La malade de l'observation VIII attribuait la cause de son mal au refroidissement.

Mais la cause occasionnelle qui paraît de beaucoup la plus importante, pour ne pas dire la seule importante, est le traumatisme, soit que celui-ci consiste en une contusion directe (obs. II, V, VI), soit qu'il résulte d'un effort, d'un mouvement forcé déterminant une espèce d'entorse de l'articulation voisine. Cet effort est noté dans trois cas (obs. VII, IX et X). Le début de la maladie a suivi de près le traumatisme ou ne s'est produit qu'après quelques mois (1). Dans certains cas, enfin, il est impossible de trouver la moindre cause occasionnelle.

Rien n'est plus banal que cette étiologie, et il ne pouvait en être autrement pour une affection aussi rare. Telle qu'elle est, elle paraît cependant indiquer que l'affection anévrysmale des os appartient de préférence au sexe masculin, à la période moyenne de la vie, qu'elle est favorisée dans son développement par l'ensemble des causes qui tendent à altérer, à déprimer l'organisme et que le traumatisme a une influence incontestable.

(1) Il a été vu 18 mois après (obs. IX).

ANATOMIE PATHOLOGIQUE

Siège. — L'affection se développe de préférence à l'extrémité des os longs ; neuf fois sur douze cas elle occupe le
tibia, six fois son extrémité supérieure, une fois la crête
(obs. VI), une fois son extrémité inférieure (obs. V), une
fois le siège n'est pas précisé.

Une fois elle siège dans l'extrémité inférieure du fémur,
l'extrémité supérieure de l'humérus, la partie moyenne du
radius.

Cette tendance à occuper les extémités des os longs
reconnaît sans doute pour cause, comme l'a fait remarquer M. Richet, l'importance du système vasculaire dans
ces régions. Il a montré, en effet, que l'extrémité supérieure du tibia est la partie du squelette le plus abondamment pourvue de vaisseaux sanguins. Viennent ensuite
l'extrémité inférieure du fémur et la partie supérieure de
l'humérus.

Volume. — On ne sait point quelles sont les dimensions
les plus considérables que peut atteindre la tumeur, car le
chirurgien n'attend point pour intervenir. Dans le cas de
M. Richet, son volume était suffisant pour qu'elle pût
contenir plusieurs pintes de liquide.

Forme. — Celle-ci est subordonnée au mode de disparition du tissu osseux et à la résistance des parties voisines,
os, muscles, tendons, aponévroses. La tumeur peut être

aplatie, arrondie, allongée, à surface lisse ou exceptionnellement irrégulière.

Paroi. — Celle-ci est constituée par le tissu osseux, le
périoste, et quelquefois en partie par le tissu cellulaire
voisin.

Le tissu spongieux sur les limites de la masse sanguine
présente une multitude de saillies plus ou moins prononcées, séparées par une foule de dépressions de profondeur
également variables qui peuvent être remplies de sang
coagulé. Il peut présenter une coloration rouge, tenant
soit à l'imbibition, soit plutôt au développement exagéré
des canalicules vasculaires de l'os. Le tissu compacte partiellement résorbé, aminci comme une feuille de papier,
est soulevé par le sang, sous forme d'une coque. légère
crépitant sous le doigt, ou bien n'est plus représenté que
par quelques parcelles adhérentes à la face interne du périoste ou disséminées dans le contenu de l'anévrysme.
L'ouverture osseuse ainsi formée est plus ou moins
grande, plus ou moins arrondie ou irrégulière. Ses bords
peuvent être soulevés et plus ou moins saillants, ou placés
sur le même plan que la surface osseuse voisine, le trou
paraissant fait comme à l'emporte-pièce (obs. IV). Ou bien
encore le tissu compacte perforé en un point reste étendu,
comme un diaphragme, entre l'intérieur de l'os et une
collection sous-périostique, rappelant la disposition des
tuniques interne et moyenne d'une artère dans l'anévrysme
disséquant.

Le périoste soulevé en même temps que le tissu compacte ou détaché de celui-ci se continue par son pourtour
avec le périoste des parties saines. Il est généralement un
peu épaissi. Ses vaisseaux sont plus volumineux que normalement, mais ce fait n'est point constant (obs. IV). Sa

surface interne présente une multitude de saillies linéaires plus ou moins développées, entrecroisées en tous sens et circonscrivant autant de dépressions. Cet aspect a été comparé par M. Richet à celui de la face interne du cœur, d'une vessie à colonnes, à celui d'un écheveau de fil embrouillé appliqué sur la paroi. Çà et là, adhérentes à cette face interne, existent des lamelles de tissu compacte, au niveau desquelles la vascularisation du périoste serait encore plus marquée (Richet). Quelquefois, enfin, la paroi a été vue avec un aspect tomenteux, placentaire (Scarpa), qui, peut-être, n'est dû qu'à des pseudo-membranes analogues à celles qui se forment dans la tunique vaginale et d'autres bourses séreuses, en cas d'hématocèles (Richet). Sur le pourtour du décollement et, à une certaine distance, nous avons signalé, dans l'observation qui nous est personnelle (obs. I), le dépôt d'une couche assez épaisse de tissu osseux. Mais il est probable que la production de la majeure partie de ce tissu avait eu lieu postérieurement à l'ouverture de la collection sanguine et était le fait d'un certain degré d'inflammation consécutivement développée.

Le périoste soulevé et distendu outre mesure peut s'érailler, se déchirer, et le tissu cellulaire voisin épaissi oppose à son tour un obstacle à l'épanchement du sang dans les parties voisines. Moins résistant que la membrane fibreuse qui représente le périoste, il se laisse refouler, dans une certaine mesure, et ainsi se forment des kystes sanguins secondaires greffés sur le kyste principal. C'est vraisemblablement ce qui s'était passé dans le cas de M. Richet, où plusieurs kystes sanguins furent ouverts par le couteau pendant la désarticulation. Enfin, toute la surface interne de ce sac anévrysmal, à la fois membraneux et osseux, est criblée d'une multitude d'orifices vasculaires visibles (Scarpa), ou invisibles (Richet), par lesquels on a vu sourdre de toutes parts la matière à injection ; ou bien la face interne du périoste ne présente pas le moindre orifice (Moutet), par suite de l'oblitération des vaisseaux capillaires destinés au tissu osseux. Dans le premier cas, elle est en contact avec du sang liquide ; dans le second elle est tapissée par une couche plus ou moins ancienne de caillots sanguins qui se moule exactement sur elle.

Cavité. — Elle est unique, le plus souvent, et c'est là un caractère différentiel de la plus haute importance, les kystes sanguins développés dans les tumeurs malignes etant toujours multiples et de volume beaucoup moindre. Dans l'observation I on voit, il est vrai, trois cavités juxtaposées : l'une intra-osseuse médiane, en communication avec deux autres sous-périostiques, l'une antérieure, l'autre postérieure. Mais il ne s'agit, à proprement parler, que d'une seule cavité divisée en trois portions, grâce à la résistance du tissu compacte de l'os.

Bickersteth (obs. VI) a cependant trouvé l'intérieur de l'anévrysme cloisonné par un grand nombre de bandelettes s'entrecroisant dans tous les sens et formant ainsi un vaste réseau dont les mailles étaient remplies de caillots sanguins. Ces tractus, dit-il, provenaient évidemment du périoste. Cette disposition, exceptionnellement rencontrée, n'est-elle point l'exagération, ou plutôt le premier degré de cet aspect réticulé de la face interne du périoste dont nous avons parlé plus haut ?

Contenu. — Il est formé par du sang liquide, ou bien par du sang liquide et concrété. Dans le premier cas, le sang baigne toute la face interne du sac ostéo-périostique; dans le second, il est en contact seulement avec la partie osseuse du sac. Sa quantité peut s'élever à plusieurs pintes. Il est rouge, rutilant, possède tous les caractères du sang arté-riel (obs. IV et VIII), ou bien noir comme le sang veineux (obs. I) ; il peut aussi ressembler à une bouillie noire, si-rupeuse, rougissant au contact de l'air (obs. II). Ces diffé-rences de coloration tiennent vraisemblablement au volumt de l'anévrysme et à la vitesse plus ou moins grande de la circulation dans son intérieur.

Le sang concrété se présente sous forme de caillots in-dépendants disséminés dans la masse liquide (obs. II), ou sous celle de caillots tapissant toute ou partie de la face interne du sac. Ils forment alors une couche d'épaisseur variable, allant de quelques millimètres à plusieurs centi-mètres, uniforme ou inégale, blanche à la périphérie, rosée ou rouge vers le centre, stratifiée (Parisot, Moutet). La formation de cette couche fibrineuse est subordonnée à l'intensité de l'afflux sanguin dans les différents points de la paroi.

Enfin, le microscope ne révèle dans toutes ces parties : tissu osseux, périoste, sang liquide ou concrété, aucun élément anormal, pas autre chose que des globules plus ou moins altérés et de la fibrine dans l'épanchement, que quelques myéloplaxes normaux, quelques médullocèles et cellules fibro-plastiques dans le tissu osseux.

Parties voisines. — L'articulation voisine a été trouvée constamment saine. Le cartilage diarthrodial lui-même, ordinairement séparé de l'épanchement par une même couche de tissu osseux, n'est nullement altéré. Le tissu cellulaire voisin de la tumeur est plus ou moins épaissi et induré. Les muscles sont repoussés et peuvent être impré-gnés des éléments du sang en cas de déchirure du sac, comme l'a remarqué M. Richet. Les vaisseaux et les nerfs sont plus ou moins comprimés. La peau est normale ou bien distendue, amincie, rosée, brunâtre et même variqueuse. Les vaisseaux du tissu cellulaire et des parties voisines peuvent participer à la dilatation de ceux de l'os et du périoste dans un territoire assez étendu ; témoin le cas de M. Richet, où ils étaient dilatés jusqu'à l'humérale profonde inclusivement.

PHYSIOLOGIE PATHOLOGIQUE.

Il est évident d'après, les observations publiées, que le point de départ est non dans le périoste, mais dans le tissu osseux et, plus exactement, dans la partie spongieuse de ce tissu. Mais quelle est la lésion initiale?

Est-ce un état de ramollissement du tissu osseux suite de contusion avec rupture vasculaire consécutive (Scarpa)?

Est-ce une rupture vasculaire traumatique portant sur des vaisseaux sains ou malades suivie d'absorption du tissu osseux?

Les vaisseaux malades le sont-ils du fait d'un traumatisme antérieur ou du fait d'un état constitutionnel?

Autant d'hypothèses impossibles à vérifier. Peut-être le traumatisme seul est-il suffisant dans certains cas. Peut-être doit-il être accompagné d'un affaiblissement morbide de la tunique artérielle. Peut-être cet affaiblissement morbide a-t-il été suffisant à lui seul. Nous n'en savons absolument rien. Toutefois un fait reste acquis, c'est l'importance du traumatisme.

Les choses doivent se passer ensuite de la façon suivante: résorption du tissu spongieux ; amincissement par résorption de la couche compacte; soulèvement de cette couche amincie d'où crépitation, bruit de parchemin, bruit de coquille d'œuf brisée ; perforation de cette couche compacte, soulèvement du périoste, déchirures possibles de celui-ci, refoulement des parties molles, compression des vaisseaux et des nerfs, d'où, troubles de nutrition et de sensibilité. Pendant ce travail progressif, les vaisseaux de l'os n'étant plus soutenus se rompent et disparaissent (Richet). Ce fait se conçoit fort bien, si l'on se rappelle la structure élémentaire des capillaires du tissu osseux. En effet, à partir des divisions de l'artère nourricière inclusivement, les capillaires des os ne possèdent plus de fibres musculaires (Sappey). Il n'est donc pas étonnant que des vaisseaux réduits à quelques éléments celluleux, dépourvus de tout soutien, se déchirent sous l'effort de la pression sanguine. C'est ici la réponse qu'on peut faire à cette objection à l'existence de l'anévrysme des os : qu'il n'existe rien de semblable dans les parties molles; c'est que les vaisseaux y sont autrement constitués (richesse en éléments musculaires) et autrement soutenus.

Enfin certains auteurs (Nélaton) se sont demandé si l'anévrysme n'était pas consécutif à une tumeur érectile. L'opinion de Nélaton lui a été suggérée par deux faits de Scarpa : 1ᵉʳ fait : un vieillard voit se développer, dans l'espace de deux ans, sept tumeurs pulsatiles en différents points du squelette et meurt dans le coma; à l'autopsie, tissu jaune rougeâtre, abondamment pourvu de vaisseaux; 2ᵉ fait : tumeur pulsatile de l'extrémité inférieure du fémur dont l'aspect était le même que dans le cas précédent.

Sur une pièce de M. Verneuil, le scaphoïde était remplacé par une tumeur offrant à l'intérieur une multitude d'orifices vasculaires paraissant être la section de canaux sanguins. On y trouvait aussi : « un réseau osseux à mailles fines qui représente assez bien le tissu spongieux des os dans le jeune âge, dont il diffère cependant par une plus grande régularité et une consistance beaucoup moindre » (1).

Les deux pièces de Scarpa sont tout ce qu'il y a de moins

____

(1) Bulletins de la Société anatomique de 1847.

concluant; celle de M. Verneuil aurait besoin d'être confirmée par d'autres exemples.

Aujourd'hui l'existence de la tumeur érectile des os,
admise autrefois par Guersant (1), qui en apprécie la gravité
sans en citer un seul exemple, est niée par les auteurs
(Cornil et Ranvier, Lancereaux).

(1) Chirurgie des enfants, Paris, 1864-68, p. 63.

SYMPTOMES

Débuts. La maladie débute d'une façon insidieuse sans
cause apparente (obs. I) par une sensation de gêne, de
douleur légère, qui s'accentue peu à peu, ou bien tout
à coup à la suite d'un traumatisme, d'un effort, d'un mouvement forcé, une douleur vive se manifeste et s'accom-
pagne d'un gonflement qui ne fait qu'augmenter, ou bien
encore la douleur se calme, revient par intervalles jusqu'au
jour où, spontanément ou sous l'influence d'un nouveau
traumatisme, elle s'accentue de nouveau. L'os augmente
alors de volume, il présente en un point une tuméfaction
u re, lisse, faisant corps avec lui, indépendante des parties
voisines, sans pulsations qui puissent révéler sa nature
vasculaire. L'état général n'est troublé en rien. Puis tous
ces signes augmentent lentement ou rapidement, et la maladie, dans l'espace de quelques mois ou de plusieurs
années (3 ans dans l'observat. II), entre dans sa période
d'état et se caractérise par des symptômes qui lui sont
propres.

Etat. Une tumeur plus ou moins volumineuse pouvant
atteindre des dimensions considérables, généralement arrondie ou allongée, quelquefois divisée en plusieurs lobes
par les parties voisines, occupe ordinairement l'épiphyse
d'un os long, la plupart du temps l'extrémité supérieure
du tibia. Sa consistance est dure en certains points, à la
périphérie surtout, plus molle dans d'autres, au centre notamment, où la pression du doigt provoque un bruit par-

ticulier, bruit de parchemin, de coquille d'œuf qu'on brise, qui est dû à l'enfoncement et au redressement alternatifs d'une mince lamelle de tissu compacte. Cette crepitation spéciale d'après Nélaton ne se rencontre jamais dans l'ostéo-sarcome. C'est évidemment être beaucoup trop absolu. Lorsque cette mince lamelle a complètement disparu, le doigt éprouve une sensation de résistance et peut s'enfoncer profondément, toute la longueur d'une phalange par exemple (obs. X), dans l'intérieur d'une cavité creusée dans l'épaisseur de l'os. Plus tard, le tissu compacte ayant disparu sur une grande étendue, on perçoit avec les doigts d'une même main, ou même avec les deux mains, une véritable sensation de fluctuation plus ou moins nette suivant l'épaisseur des parties qui recouvrent la tumeur, suivant aussi l'état liquide ou plus ou moins concrété de son contenu. Cette sensation de flot, quand elle est bien marquée, est toute en faveur de l'anévrysme. La main perçoit en même temps des battements synchrones à la contraction cardiaque et, lorsque les doigts embrassent la tumeur, de véritables mouvements d'expansion analogues à ceux qui se passent dans les anévrysmes artériels. Dans un cas (obs. XII) c'était un simple bruissement, le thrill des Anglais. Ces battements expansifs, ce thrill, qui ont été notés six fois sur douze cas. peuvent faire complètement défaut. Ils n'existaient notamment, ni dans le cas de M. Richet, ni dans le nôtre qui sont pourtant les deux plus typiques. Ils sont évidemment subordonnés à la force de l'ondée sanguine dans la tumeur et à l'épaisseur de la couche fibrineuse qui tapisse la paroi. Ils indiquent simplement un certain développement vasculaire et Bouisson a certainement grand tort d'éliminer du cadre des tumeurs sanguines les tumeurs non pulsatiles, témoins les faits que nous venons de citer.

Par une pression continue, la tumeur est réductible en

partie, le plus souvent, ce qui peut permettre l'introduction d'un ou plusieurs doigts dans l'intérieur de l'os et dans une certaine mesure, l'exploration pour ainsi dire de la cavité qu'il présente. Quand on cesse la compression, la tumeur se reproduit moins rapidement, au dire de M. Richet, que lorsqu'il s'agit d'un cancer ou d'un sarcome vasculaire. Nous croirions volontiers que ce fait n'est qu'apparent, attendu que, par la compression, la tumeur anévrysmale diminue davantage et par suite, à égalité d'apport sanguin, doit demander plus de temps pour être distendue de nouveau. Une réductibilité complète serait presque concluante, une réductibilité prononcée prouve beaucoup en faveur de l'anévrysme.

L'oreille ou le stéthoscope appliqués sur la tumeur, on perçoit parfois un bruit de souffle doux. Celui-ci ne s'entend pas également dans tous les points. Ainsi dans l'observation II, il n'existait qu'à la partie antérieure et à la partie postérieure. Il peut faire complètement défaut (observation VI). Sa production a été attribuée aux mouvements synchrones de dilatation et de resserrement des vaisseaux (Breschet), aux bruits multiples et imperceptibles qui s'y passent (de Laharpe), à la compression exercée par la tumeur sur les artères sous-jacentes, surtout celles situées sur un plan osseux (Bouisson). Ce dernier mécanisme est possible, mais il ne doit pas être le plus fréquent; l'avant-dernier est très probable, mais il exige la dilatation des vaisseaux du périoste. La cause la plus importante est, à notre avis, la circulation dans l'intérieur de l'anévrysme, le frottement du sang sur la paroi du sac plus marqué à chaque systole. Pour Bouisson, le bruit de souffle manquerait constamment dans l'anévrysme des os. Il est rare en effet, puisque, sur douze cas, il est noté une seule fois. Il est probable d'ailleurs qu'il sera masqué facilement, chaque fois qu'il existera une couche fibrineuse même peu épaisse. Son existence est donc en faveur d'une tumeur parenchymateuse.

En cas d'anévrysme, la ponction exploratrice donne lieu à un jet saccadé de sang rouge, rutilant, ou à un jet uniforme de sang veineux. On peut, de plus, porter la canule dans tous les sens, se rendre compte que son extrémité se meut dans une cavité et chercher à reconnaître ainsi les dimensions de cette cavité. L'existence d'une vaste cavité appartient de préférence à l'anévrysme.

La ponction devra être faite avec un trocart de petite dimension. On devra se rappeler la possibilité d'hémorrhagies consécutives par l'ouverture du passage du trocart. D'autre part, la violence du jet pourrait être une cause d'erreur en faisant croire à un anévrysme artéro-veineux.

Enfin, la compression de l'artère principale du membre produit des effets très nets sur certains des signes précédents : alors les battements et les mouvements d'expansion disparaissent ; la reproduction de la tumeur, une fois qu'elle a été réduite, est entravée, le bruit de souffle est supprimé et l'issue du sang par la canule arrêtée. Puis tous ces signes se reproduisent, quand on cesse la compression. Il s'écoule quelquefois la valeur de trois ou quatre pulsations successives, avant que la tumeur n'ait repris son volume primitif et que les battements ne s'y fassent sentir de nouveau.

La peau plus ou moins distendue ou amincie est mobile sur la tumeur. Sa coloration est normale, ou bien elle est brunâtre, ou bleuâtre, en raison de sa vascularisation exagérée.

Les veines de la région et de tout le membre peuvent être

fortement variqueuses, d'où résulte un œdème plus ou moins prononcé.

L'articulation voisine a été constamment trouvée saine, ou tout au moins le siège d'un épanchement insignifiant (obs. I). En résumé, les meilleurs signes de l'anévrysme sont la crépitation, la fluctuation vraie, la réductibilité presque complète, les battements expansifs, l'absence de bruit de souffle et la présence d'une vaste cavité constatée par l'extrémité de la canule.

Quant à la gêne, à la douleur, elles sont ordinairement portées à leur maximum. La douleur spontanée peut être nulle ou très peu marquée, mais elle est toujours provoquée ou exagérée par la pression, les mouvements, la station debout, quand il s'agit d'un membre inférieur. Celle due à la compression exercée par la tumeur sur les nerfs voisins peut présenter des irradiations étendues et une intensité remarquable. Elle occasionne, au bout d'un certain temps, une impotence fonctionnelle complète, et condamne le malade à ne pas se servir de son membre et à rester au lit, s'il s'agit d'un membre inférieur.

L'état général peut être un peu atteint sous l'influence du moral, du repos forcé et de la douleur, mais il ne subit d'habitude que faiblement le contre-coup de l'affection locale. Il reste bon, et les fonctions se conservent.

Marche et durée. — La marche de la maladie est rapide, lente ou très lente. Dans l'observation I, deux mois et demi environ s'étaient écoulés du début apparent de la maladie à celui où le membre refusa le service. Nous disons début apparent, parce que nous ne sommes point sûrs que la maladie n'existait point déjà sans être accompagnée d'aucun signe fonctionnel. Dans le cas de Scarpa, treize ans s'écoulèrent entre le moment du traumatisme et celui

de la seconde intervention. Le chiffre moyen est entre dix-
sept et vingt mois. La durée est donc essentiellement variable. Au surplus, il est impossible de savoir par quel
chiffre elle serait exprimée, si la tumeur anévrysmale
était abandonnée à elle-même. Elle peut être abrégée par
l'action d'un nouveau traumatisme venant donner un coup
de fouet à la lésion osseuse et en précipiter la marche
(obs. II et V).

Terminaison. — Il n'est pas douteux que l'anévrysme
des os se comporterait à sa dernière période comme l'anévrysme artériel ou artério-veineux. Après avoir distendu
et aminci la peau outre mesure, il finirait par la perforer
et s'ouvrir à l'extérieur, ou bien il s'ouvrirait simplement
dans le tissu cellulaire sous-cutané, dans une cavité voisine, une articulation, par exemple.

Tendrait-il, dans certains cas, à la guérison spontanée
par le fait de l'inflammation dans la paroi du sac ou autour du sac, ou par le seul mécanisme du dépôt de couches
fibrineuses successives? Cela est possible, mais nous n'en
savons absolument rien.

Mais, ce que nous savons, c'est de quelle façon la tumeur
se comporte après la ligature. Alors elle s'affaisse plus ou
moins complètement selon l'absence ou la présence des
caillots fibrineux ; rénitence, fluctuation, battements expansifs, bruit de souffle, tout cela disparaît. Réduite, la
tumeur ne se reproduit plus. L'ouverture conduisant dans
l'épaisseur de l'os, les saillies osseuses qui la limitent parfois deviennent plus sensibles. Cependant, la rénitence
peut persister longtemps après. C'est ainsi qu'à propos du
cas de M. Lagout, M. Richet disait, huit ans après la ligature et rapportant les paroles de ce médecin : « Le mal et
le malade sont à peu près dans l'état où les a surpris

l'opération. » C'est là un fait difficile à expliquer. Pourquoi le contenu liquide de l'anévrysme n'avait-il point disparu ? Cela ne rappelle-t-il point certains kystes à contenu huileux et incolore rencontrés dans des tumeurs érectiles, et dont la formation a été attribuée à l'isolement d'un conduit vasculaire dilaté et à la résorption consécutive de la matière colorante du sang. De plus, cette rénitence, qui avait persisté pendant huit ans, avait fini par disparaître, comme l'indique le témoignage de M. Lagout. Quelle que soit l'explication donnée de cette marche insolite, elle n'en paraît pas moins un fait réel.

Un signe, qui persiste encore après la ligature, est la crépitation. La coque osseuse, en effet, ne peut revenir tout d'un coup sur elle-même. Elle ne s'affaisse que peu à peu, et la crépitation reste sensible tant que du tissu osseux nouveau n'a pas comblé la perte de substance.

Enfin, la tuméfaction elle-même diminue graduellement et finit par s'effacer presque tout à fait, mais au bout de longues années.

En même temps que les signes physiques s'améliorent, la douleur et les troubles fonctionnels deviennent moindres et finissent par disparaître complètement (obs. VIII); ou bien, quand l'anévrysme occupe un épiphyse, il reste un certain degré de raideur, d'ankylose de la jointure voisine (obs. X), ce qui force le malade à se servir de béquilles.

DIAGNOSTIC.

Pendant la première période de la maladie, celle que nous appellerons *période d'inclusion*, celle où le sang épanché est environné de toutes parts par la substance osseuse, avant que celle-ci ne soit suffisamment amincie pour crépiter sous le doigt, le diagnostic est absolument impossible. L'anévrysme dépourvu, ou plutôt non encore pourvu des caractères qui lui sont propres, ne peut être différencié d'une exostose, d'une ostéite, d'une tumeur osseuse quelconque. Le plus souvent, en raison d'un traumatisme antérieur, en raison de la douleur, on pensera à une ostéite.

A la seconde période, période d'état de l'anévrysme, le diagnostic doit répondre aux deux questions suivantes : 1° S'agit-il d'une tumeur adhérente à l'os? 2° cette tumeur est-elle un anévrysme?

1° Le premier point sera acquis par l'exploration méthodique de la tumeur, de sa forme, de ses connexions. La tumeur, ayant son point de départ dans une partie du squelette, diminue d'épaisseur du centre à la périphérie, où elle se continue insensiblement avec la surface de l'os. On ne peut lui imprimer aucun mouvement de totalite dans un sens ni dans l'autre.

C'est ainsi que sera différencié l'anévrysme de voisinage. Plusieurs fois on a hésité entre un anévrysme de la tibiale antérieure, des artères articulaires inférieures du genou et une affection osseuse. Mais, outre que l'anévrysme artériel ou artério-veineux forme une tumeur molle, arrondie, mobile sur les os sous-jacents, que le bruit du souffle y est presque constant et beaucoup plus marqué, on ne sent ni crépitation, ni saillies, ni ouverture limitée par des bords osseux. Il en est de même pour la tumeur érectile des parties molles. Le cas peut cependant être très embarrassant (obs. XI).

2° Etant donné qu'il s'agit d'une tumeur adhérente à l'os, et développée dans le périoste ou dans l'épaisseur de l'os lui-même, quelle est la nature de cette tumeur?

L'abcès sous-périostique ne présente ni crépitations, ni battements avec expansion, ni réductibilité, ni bruit de souffle, mais la plupart de ces symptômes peuvent manquer dans l'anévrysme (obs. 1). L'erreur sera cependant difficile quand on pensera à cette dernière affection.

Le sarcome et surtout la variété vasculaire du sarcome angioplastique est autrement difficile à différencier. La tumeur vasculaire à myéloplaxes donne en effet très fréquemment le bruit de parchemin ou de coquille d'œuf; elle possède des battements avec expansion, un bruit de souffle, elle est quelquefois fluctuante et en partie réductible; la plupart de ces symptômes sont modifiés par la compression de l'artère principale à l'instar de ce qui se passe dans l'anévrysme. Mais d'une façon générale la fluctuation, la réductibilité sont moindres, et le bruit de souffle est plus fréquent. Quant à la réapparition plus ou moins rapide des battements après cessation de la compression, nous ne lui attribuons qu'une assez faible importance.

La tumeur cancéreuse possède tous les signes précédents au même degré et différents, par conséquent, aux mêmes titres de ceux de l'anévrysme. En outre, elle se développe généralement à un âge avancé, elle existe souvent avec d'autres tumeurs semblables, d'autres manifestations de la diathèse; elle est divisée en lobes d'une consistance spéciale, envahit souvent les parties voisines et s'accompàgne d'un état général particulier. Ajoutons que la crépitation y est exceptionnelle , car le propre du cancer est d'infiltrer, de carnifier le tissu osseux et non de le repousser, de le soulever comme dans l'anévrysme.

En résumé une tumeur nettement et largement fluctuante, animée de battements avec expansion, en grande partie sinon en totalité réductible permettant l'introduction du doigt dans une cavité osseuse, est presque à coup sûr un anévrysme.

La ponction exploratrice faite avec les ménagements convenables est indiquée en dernier lieu. Et alors : ou bien il ne s'écoulera rien ou seulement quelques gouttes de sang, et on aura sûrement affaire à une tumeur cancéreuse ou sarcomateuse, dont on pourra même retrouver des éléments dans l'interieur de la canule, ou bien il s'écoulera en abondance du sang rouge ou noir, et alors, selon que la cavité dans laquelle se promènera l'extrémité de la canule sera de petite ou grande dimension, il y aura des chances pour ou contre l'anévrysme. Mais il en est ici de même que partout ailleurs ; c'est l'analyse et le groupement des divers signes, plutôt qu'un signe pris à part, qui permettra de tenter un diagnostic. Ce qui n'empêche point qu'au bout du compte, celui-ci est extrêmement difficile. Mais cette difficulté n'en fournit pas moins une indication précise au point de vue du traitement comme nous allons le voir dans un instant.

Pronostic. Elle présente aussi une indication capitale pour le pronostic.

L'anévrysme des os est toujours une affection sérieuse, en raison des troubles fonctionnels qu'elle peut laisser à sa suite, mais elle doit guérir et guérit en effet par la ligature (obs. VIII, IX, X, XI) ou par une action directe (obs. XII). Le sarcome ou le cancer, au contraire, ne sont justiciables que d'une excision largement faite et le plus souvent de l'amputation. Encore sont-ils sujets à récidive. Peut-être celle-ci n'aurait-elle pas eu lieu dans le cas de Scarpa, si, au lieu d'amputer, on eût fait la ligature de la fémorale à sa partie supérieure.

Le pronostic doit donc être extrêmement reservé.

TRAITEMENT.

Extirpation. — D'après M. Richet elle n'est point applicable à l'anévrysme. Tentée par M. Moutet (obs. IV), elle fut suivie de mort par infection purulente, mais l'hémorrhagie, après ablation, avait pu être arrêtée par le fer rouge. Néanmoins, l'épreuve est peu encourageante ; elle n'a d'ailleurs pas mieux réussi en cas de tumeur parenchymateuse. Il y a donc une double raison pour la rejeter : 1° incertitude du diagnostic ; 2° insuccès probable de l'opération dans les deux cas.

Cautérisation. — Malgré le succès obtenu par Mapother, c'est un moyen sur lequel il faudrait peu compter et qui ne serait de mise qu'au début de l'affection.

Injections coagulantes. — Elles ont été essayées par Sirus Pirondi (Richet). Deux injections de perchlorure de fer furent faites dans la tumeur à vingt jours d'intervalle. Les battements cessèrent d'abord puis reparurent. L'autopsie montra qu'il s'agissait d'une tumeur parenchymateuse.

Peut-être l'injection eût-elle mieux réussi dans un anévrysme. Dans le cas de Sirus Pirondi, en effet, le liquide de l'injection ne pouvait agir que sur une partie de la tumeur, ne pouvait coaguler le sang que dans une partie de ses vaisseaux ; or d'autres vaisseaux ou les mêmes sur un autre point devaient être envahis et détruits de nouveau par le processus, d'où la formation de nouveaux kystes sanguins. Dans l'anévrysme, au contraire, la coagulation aurait pu envahir tout le contenu du sac et toutes les bouches vasculaires qui y aboutissent.

En somme, c'est un moyen qui, à défaut de la ligature, pourrait être tenté.

Compression. — Essayée par Lagout sur la tumeur et sur l'artère principale à l'aide des appareils de Dupuytren et de Broca, elle n'a donné aucun résultat. La compression sur l'artère notamment ne fut point supportable. M. Richet pense cependant que la compression digitale est un moyen à expérimenter.

Ligature. — C'est le moyen le plus sûr. Sans inconvénients dans les tumeurs parenchymateuses dont elle enraye plus ou moins le développement, elle réussit dans les tumeurs purement sanguines (Richet). Elle agit de la même façon que pour les anévrysmes artériels, en suspendant le cours du sang dans l'intérieur de la poche et en permettant ainsi sa coagulation, laquelle se propage dans les canalicules vasculaires qui y aboutissent.

Amputation. — Elle n'est indiquée que dans deux cas :

1º Ouverture de l'anévrysme dans une jointure, alors contre indication à la ligature dans les anévrysme en général (Richet) ; 2º insuccès de la ligature, alors il ne s'agissait point d'un anévrysme.

En résumé la conduite à suivre en présence d'une tumeur vasculaire supposée anévrysmale est la suivante : essayer d'abord la compression directe et indirecte, la compression digitale surtout (Richet); tenter l'injection coagulante, si la ligature doit porter sur une artère très importante où elle soit chose grave et difficile (S. Clavière). En dernier lieu recourir à la ligature ; ensuite surveiller avec soin la tumeur, voir si elle diminue ou continue à se développer et, dans ce dernier cas, pratiquer l'amputation ; la tumeur n'était point de nature anévrysmale.

Cette conduite nous paraît logique, prudente et sans aucun inconvénient.

CONCLUSIONS.

L'anévrysme des os est une affection spéciale dont l'existence est mise hors de doute par la dissection, le microscope et la clinique.

Ce n'est point une variété de cancer ou de sarcome,
comme le démontre l'absence dans son intérieur, dans sa
paroi et dans les tissus voisins de tout élément cancéreux
ou sarcomateux (cellules embryonnaires, fibro-plastiques
et à myéloplaxes).

Il se développe surtout chez l'homme, à la période
moyenne de la vie, aux extrémités des os longs, à la suite
d'un traumatisme et peut-être d'une altération vasculaire
inconnue.

Caractérisé d'abord par des troubles fonctionnels, il s'ac-
compagne ensuite des signes ordinaires des tumeurs pulsatiles des os, dont il diffère simplement par la prédomi-
nence de tel ou tel des signes, tels que : crépitation, fluctuation étendue, réductibilité prononcée, ouverture conduisant dans une cavité à parois osseuses, résultats fournis
par la ponction exploratrice.

Il nécessite régulièrement, au bout d'un temps variable,
l'intervention chirurgicale.

Les moyens qu'on doit alors employer sont d'abord la
compression directe et indirecte, puis la ligature qui est
le remède par excellence.

La tumeur doit être ensuite surveillée avec le plus grand
soin, car si, au lieu de diminuer et de disparaître, elle augmente de nouveau, il y a erreur de diagnostic et un traitement plus radical s'impose.

Paris.—Typ. A. PARENT, A. DAVY succ^r, imp. de la Faculté de médecine
52, rue Madame et rue Monsieur-le-Prince, 15.

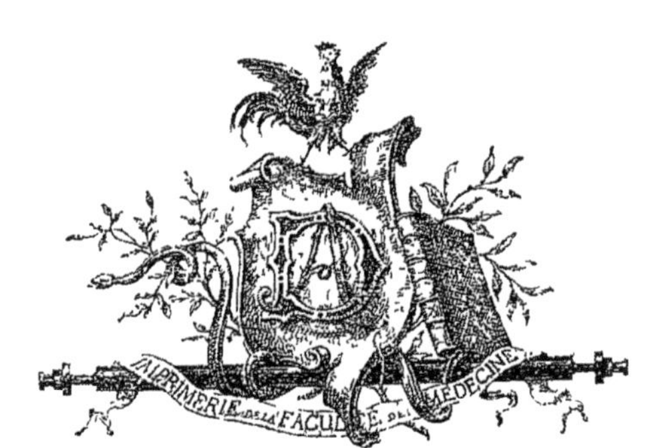